Mens sana in corpore sano.
Una guía para el cuidado de tu salud

Descubre cómo puedes mejorar tu salud mediante
la realización de ejercicio, una alimentación saludable
y el cuidado de tu mente.

Virgilio Postigo Cubo

Primera edición: Octubre de 2017

© Virgilio Postigo Cubo.

ISBN asignado por CreateSpace:
ISBN-13: 9781977847751

Depósito legal *SAFE CREATIVE*
Identificador: 1709303636082

*« Orad a los dioses para que nos concedan una mente sana
en un cuerpo sano.*

Pedid un alma fuerte que carezca de miedo a la muerte,

Que considere el espacio de vida restante un regalo de la naturaleza,

Que pueda soportar cualquier clase de esfuerzos,

Que no sepa de ira, y esté libre de deseos

*Y crea que las adversidades y los terribles trabajos de Hércules son
mejores que las satisfacciones, la fastuosa cena y la placentera cama de
plumas de Sardanápalo*

*Te muestro lo que tú mismo puedes descubrir, que la virtud es la única
senda para una vida tranquila. »*

(Cita de la décima sátira del poeta romano Juvenal)

Índice

1. ¿Quieres mejorar tu salud?

En las listas de propósitos de Año Nuevo de la mayoría de las personas se suelen repetir los dos siguientes:

- *Tener una dieta saludable*

- *Hacer ejercicio de forma regular*

Sin duda estos propósitos están bien escogidos. Está demostrado que la combinación de una dieta saludable y la práctica de ejercicio frecuente puede reducir de forma importante el riesgo de padecer las enfermedades que causan más mortandad, o que reducen más la calidad de vida en el mundo desarrollado
- Enfermedades cardiovasculares (infarto de miocardio, etc.)
- Enfermedades cerebrovasculares (ictus, etc.)
- Diabetes de tipo 2 no genética
- Algunos tipos de cánceres

¿Se te ocurre alguna actividad más importante que el cuidado de tu salud? Si no te parece muy importante cuidar de tu cuerpo, imagina que cuando compras tu primer coche el vendedor te dijera que va a ser el único que vas a tener y que debería durarte toda la vida, seguro que lo cuidarías de una forma excelente.

A los dos propósitos anteriores yo añadiría también *el cuidado de nuestra mente* (control de estrés, control de actitudes negativas, etc.) para conseguir un cuidado de salud completo.

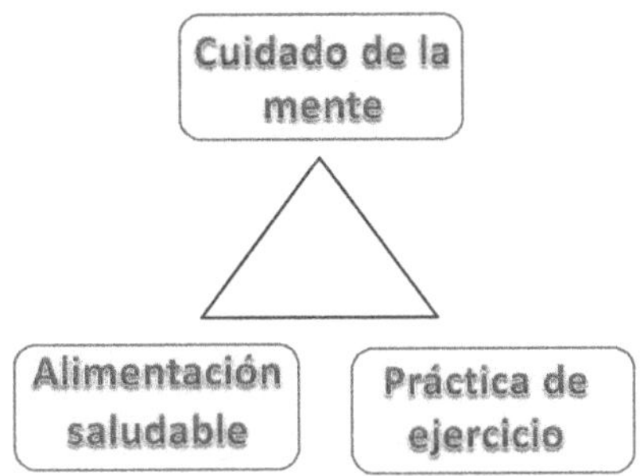

Imagen 1. Elementos de una vida saludable

En octubre del año 2016 me propuse seriamente dedicar tiempo al cuidado de mi salud y tuve la suerte de ser admitido en un programa que encajaba con mis necesidades.

Era un proyecto de investigación organizado conjuntamente entre la Concejalía de Deportes y el Centro de Salud del Ayuntamiento de Paracuellos de Jarama para valorar el efecto que tienen los programas de actividad física con metodología HIIT (Entrenamientos Interválicos de Alta Intensidad), combinados con una dieta saludable, sobre los distintos factores que nos ponen en riesgo de desarrollar una enfermedad cardiovascular o una diabetes de tipo 2.

En el caso de este programa, las actuaciones se basaban en:
- **Realizar un ejercicio de forma regular con metodología HIIT** (tres veces por semana). El ejercicio seleccionado por el programa fue la Marcha Nórdica.
- Indicar una serie de recomendaciones nutricionales para que los participantes del programa pudieran **diseñar una dieta saludable**.

El programa se desarrolló durante un período de 6 meses, durante el cual se midieron los progresos realizados por los participantes a través de unas mediciones intermedias y una medición final de diferentes indicadores relacionados con la salud. En las mediciones finales se pusieron de relieve los resultados conseguidos en la mejora de la salud de los participantes que realizaron el ejercicio planificado y modificaron su dieta de acuerdo a las recomendaciones nutricionales del programa.

Tras ese período como participante del programa, los resultados que he obtenido me han parecido tan interesantes que me he animado a compartir esta experiencia con otras personas. Ya que los participantes en este programa hemos sido unos privilegiados, parece adecuado compartir esta información con otras personas interesadas en cuidar de su salud.

El propósito de este libro es compartir contigo los pasos que he realizado hasta adquirir una serie de hábitos saludables de ejercicio y nutrición, por si esta experiencia te puede servir de referencia para establecer y cumplir tus propios objetivos de mejora de salud.

Agradecimientos:

Agradezco al Ayuntamiento de Paracuellos del Jarama el haber organizado y desarrollado el programa de salud que he realizado
http://www.paracuellosdejarama.es/

Agradezco a la Comunidad Autónoma de Madrid el haber subvencionado el programa de salud en el que he participado.
http://www.madrid.org

Agradezco a mi amigo Roberto Jiménez, que es cirujano vascular, el haber revisado este libro y el haber aportado sugerencias para mejorar su contenido. En particular para que las personas se conciencien que el cuidado de su salud es responsabilidad suya, y para mostrar las consecuencias de no seguir unos hábitos saludables (aumento de riesgo de sufrir un episodio cardiovascular, etc.).

Nota:

La información de este libro ha sido recopilada por una persona que no tiene una formación académica en temas de salud o deporte. Por tanto, cualquier duda sobre los temas tratados en este libro debe ser consultada con profesionales del tema específico de la medicina, de la nutrición o del deporte.

2. Busca apoyos para tus objetivos de salud

El incorporar a tu vida unos hábitos adecuados para el cuidado de tu salud es una tarea difícil porque requiere de un esfuerzo continuado por tu parte.

En este capítulo te indico algunos "apoyos" que podrás buscar para ayudarte a realizar los pasos necesarios para adquirir estos hábitos de mejora de la salud:

1. Realiza tus actividades de cuidado de salud dirigido por profesionales en las áreas médicas y deportivas. **El primer paso que deberías dar para empezar a cuidar tu salud es hacerte un chequeo completo con tu médico de cabecera** para identificar cuáles son los parámetros de tu salud que debes mejorar, y que actividades puedes realizar para ello y cuáles no en función de tus condiciones físicas.

2. **Realiza tus actividades de cuidado de salud en compañía de otras personas**. Lo ideal es apuntarte a un programa donde varias personas realicéis conjuntamente estas actividades (busca un programa similar al que hemos seguido en tu ayuntamiento, en un club deportivo, en una asociación, etc.). También puedes animar a una persona cercana (pareja, amistad, etc.) a realizar el programa contigo para que os apoyéis mutuamente en la consecución de estos objetivos.

3. **Anuncia tus objetivos de cuidado de tu salud a las personas que te rodean**. Si anuncias a tus allegados (pareja, familiares, amigos, compañeros de trabajo, etc.) estos objetivos, estas personas te servirán de apoyo para este esfuerzo. Sólo por el hecho de preguntarte de vez en cuando ¿cómo vas? te recordarán que están ahí para apoyarte y para que no te desvíes del camino que has elegido seguir.

4. **Define bien los objetivos que piensas conseguir en el cuidado de tu salud, y planifica y realiza las tareas para conseguirlos**. Puedes considerar que el primer paso para la consecución de tus objetivos es que los identifiques y escribas un listado con ellos. Una persona que no es capaz de escribir sus objetivos tampoco será capaz de realizarlos. En el siguiente capítulo del libro te ayudaremos a definir estos objetivos.

5. **Visualízate consiguiendo el objetivo**. Si conseguimos visualizar una imagen de nosotros mismos consiguiendo el objetivo habremos dado un paso muy importante para su realización. La visualización se basa en el principio de que todas las cosas se crean dos veces. Siempre hay primero una creación mental: la visualización de la consecución del objetivo, y luego una creación física: la realización del objetivo. Los atletas antes de ganar una carrera suelen utilizar técnicas de visualización, se imaginan primero que cruzan la meta antes que los oponentes antes de realizar ese objetivo en la realidad. En tu caso puedes visualizar el cuerpo y el estado de salud que piensas conseguir y no estar contento hasta que no llegues a conseguirlo.

6. **Fórmate en los temas de salud relacionados con la consecución de tus objetivos**. El conocimiento que adquieras te ayudará a motivarte y tomar las decisiones adecuadas. Utiliza fuentes de información solventes, por ejemplo la Organización Mundial de la Salud (OMS) cuya página web en español es *http://www.who.int/es/*. No utilices los medios de información general que se dediquen a publicitar la última dieta milagro o el último ejercicio milagro. En este libro compartiré contigo algo de la formación que he adquirido

7. **Ten una actitud positiva durante todo el proceso**. No te rindas. No te quejes. Ten sentido del humor respecto a las cosas que no hayan salido como querías.

8. **Abre tu mente para producir los cambios que van a ocurrir a partir de ahora** (vas a establecer nuevos hábitos de ejercicio, de alimentación, etc.). Los cambios físicos no van a producirse si no suceden en paralelo unos cambios mentales que dirijan estos cambios físicos.

9. **Acepta la responsabilidad del cuidado de tu salud.** Esta responsabilidad es sólo tuya, no es ni de tu médico, ni de tu pareja, ni de tu familia o cualquier otra persona en la que estés pensando.

10. Y cuando hayas conseguido incorporar a tu vida unos hábitos adecuados para el cuidado de tu salud... **apoya a otras personas para que ellas también lo consigan.** Un primer apoyo puede ser compartir con ellos este libro ¿no crees?

3. Define tus objetivos de salud

La definición y planificación de los objetivos de mejora de salud que quieras conseguir es el primer paso que tienes que dar para conseguirlos. En este capítulo explicaremos los objetivos que se definieron en el programa de salud que realizamos para que te sirvan de referencia. En otro capítulo hablaremos de la planificación y realización de estos objetivos en el período de 6 meses definido en el programa.

Si hay una cosa sobre la que todos los expertos en logros humanos están de acuerdo, es en la **importancia de establecer objetivos**. El éxito no se da por accidente, sucede intencionadamente. Cualquier tipo de "éxito" comienza con un objetivo concreto acompañado de un gran deseo por conseguirlo. Los objetivos nos ayudan a ponernos al mando de nuestras propias vidas. En lugar de seguir a la manada o de vagar por la vida sin rumbo, elegimos nuestro camino, ese que conduce a la realización de nuestros objetivos.

Además, los objetivos son el mejor auto motivador que podamos tener. Los objetivos nos traen entusiasmo, pasión y energía para lograrlos. Cada pequeño paso dado con éxito hacia la consecución de nuestros objetivos aumenta la confianza en nosotros mismos. Cada objetivo conseguido nos ayuda a imaginar más cosas que podemos conseguir y nos conduce a más objetivos y más éxitos.

Para la definición de tus objetivos de cuidado de salud como primer paso deberías hacerte un chequeo completo con tu médico de cabecera para priorizar cuáles son los parámetros de tu salud que deben mejorarse, y que actividades puedes realizar para ello y cuáles no en función de tus condiciones físicas.

Dentro del programa de mejora de salud en el que participamos se establecieron unos objetivos que debíamos conseguir. Estos objetivos contemplaban la mejoría de la mayoría de los parámetros de salud que pueden influir de forma directa en la prevención de enfermedades cardiovasculares o diabetes tipo 2 no genética.

En este capítulo te indicaré cada uno de estos objetivos. En otros apartados del libro te explicaré los pasos que dimos para conseguirlos basados en la combinación de un ejercicio físico frecuente con una dieta saludable.

3.1. Control glucémico (Control del azúcar en sangre)

Se denomina glucemia al nivel de glucosa (azúcar) que contiene la sangre. La glucemia se puede medir en miligramos por decilitro (mg/dl). **Los valores óptimos de glucosa en sangre son 72 a 110 mg/dl en ayunas.** El control glucémico te lo puede realizar tu médico de cabecera a partir de tus análisis de sangre.

Dentro de los objetivos del programa estaba la reducción de un 10% de la glucosa en sangre. En todo caso, lo importante es situar tus valores de glucosa en sangre dentro del rango óptimo indicado.

El control de los niveles de glucosa en sangre es fundamental para tratar de evitar, minimizar y/o retrasar el desarrollo de una diabetes de tipo 2. La diabetes es una enfermedad crónica que aparece cuando el páncreas no produce insulina suficiente o cuando el organismo no utiliza eficazmente la insulina que produce. El efecto de la diabetes no controlada es la hiperglucemia (aumento del azúcar en la sangre). La diabetes de tipo 2 (llamada anteriormente diabetes no insulinodependiente o del adulto) tiene su origen en la incapacidad del cuerpo para utilizar eficazmente la insulina, lo que a menudo es consecuencia del exceso de peso o la inactividad física.

Las consecuencias más frecuentes de la diabetes son:

- Lesiones macro y micro vasculares (daños en el corazón y en el cerebro)

- Retinopatía diabética (daños en los ojos),

- Nefropatía diabética (daños en los riñones),

- Neuropatía diabética (daños en los nervios con riesgo de amputación).

En este programa se nos ha indicado que la reducción del nivel de glucosa en sangre se consigue mediante la combinación de ejercicio y el seguimiento de una dieta saludable. Con respecto a la dieta, para reducir la glucemia lo más aconsejable es escoger los alimentos con valores más bajos de índice glucémico (vegetales, frutas, legumbres, etc.) y moderar aquellos con un índice glucémico alto (en particular reducir el consumo de azúcar).

3.2. Control lipídico (control de las grasas en sangre)

Un perfil lipídico, también denominado lipidograma y perfil de riesgo coronario, es un grupo de pruebas o exámenes diagnósticos de laboratorio clínico, solicitadas generalmente de manera conjunta, para determinar el estado del metabolismo de los lípidos corporales, comúnmente en suero sanguíneo.

El médico utiliza la información de estas pruebas para evaluar, junto con otros signos y síntomas, posibles alteraciones del metabolismo de los lípidos y sus complicaciones, como un **infarto cardíaco** o un **ictus**, provocados por obstrucción de los vasos sanguíneos, causados por ateromas o placas de colesterol. El médico valorará el riesgo cardiovascular de la persona y recomendará un régimen adecuado de prevención y tratamiento.

Las pruebas que se suelen incluir en un perfil lipídico son:

* **Colesterol total**. El colesterol es un esterol (lípido) que se encuentra en los tejidos corporales y en el plasma sanguíneo de los vertebrados. Pese a que las cifras elevadas de colesterol en la sangre tienen consecuencias perjudiciales para la salud, es una sustancia esencial para crear la membrana plasmática que regula la entrada y salida de sustancias en la célula.

En este programa se puso como objetivo el reducir un 10% el colesterol total. En todo caso, **lo importante es que tu medida de colesterol total esté dentro de un rango óptimo.** Por ejemplo, se ha definido clínicamente que los niveles de colesterol plasmático total (la suma del colesterol presente en todas las clases de lipoproteínas) recomendados por la Sociedad Norteamericana de Cardiología (AHA) son:

- Colesterolemia **por debajo de 200 mg/dL (miligramos por decilitros): es la concentración deseable para la población general**, pues por lo general correlaciona con un bajo riesgo de enfermedad cardiovascular.

- Colesterolemia entre 200 y 239 mg/dL: existe un riesgo intermedio en la población general, pero es elevado en personas con otros factores de riesgo como la diabetes mellitus.

- Colesterolemia mayor de 240 mg/dL: puede determinar un alto riesgo cardiovascular y se recomienda iniciar un cambio en el estilo de vida, sobre todo en lo concerniente a la dieta y al ejercicio físico.

- **HDL: lipoproteínas de alta densidad (a menudo denominadas «colesterol bueno»)** son aquellas lipoproteínas que transportan el colesterol desde los tejidos del cuerpo hasta el hígado. Debido a que las HDL pueden realizar el retiro del colesterol de las arterias y transportarlo de vuelta al hígado para su excreción, vulgarmente se las conoce como el colesterol o lipoproteína buena. Actualmente, los valores más aceptados internacionalmente de colesterol HDL son los definidos por la Sociedad Americana del Corazón (AHA):

  - <40   (mg/dl)   es un nivel HDL bajo. Hay un riesgo aumentado de enfermedad cardíaca (<50 en mujeres)

  - 40-59 (mg/dl) es un   nivel medio de HDL.

  - **>60   (mg/dl) es un nivel alto de HDL.** Es una condición óptima considerada de protección contra enfermedades cardíacas

- **LDL: lipoproteínas de baja densidad (a menudo denominadas «colesterol malo»).** Niveles elevados de colesterol en la fracción LDL ("colesterol LDL" o "colesterol malo") se asocian fuertemente al desarrollo de enfermedad arteriosclerótica. Actualmente, los valores más aceptados internacionalmente de colesterol LDL son los definidos por la Sociedad Americana del Corazón (AHA):

  o **Menos de 100 mg/dL. Nivel óptimo de colesterol LDL,** correspondiente a un nivel reducido de riesgo para cardiopatía isquémica.

  o 100 a 129 mg/dL. Nivel de LDL próximo al óptimo

  o 130 a 159 mg/dL. Fronterizo o limítrofe con alto nivel de LDL

  o 160 a 189 mg/dL. Alto nivel de LDL

  o 190 mg/dL y superiores. Nivel excesivamente elevado, riesgo incrementado de cardiopatía isquémica.

- **VLDL:** lipoproteínas de muy baja densidad. Junto con el colesterol LDL, se lo considera un colesterol nocivo para la salud en caso de que se superen los niveles saludables. Esta es una de las fracciones de colesterol que es necesario vigilar, para prevenir la aparición de complicaciones cardiovasculares. **Los valores normales de colesterol VLDL se encuentran entre los 2 a 30 mg/dl.** Si se supera este umbral es perjudicial.

- **Triglicéridos**. Constituyen la principal reserva energética del organismo animal (como grasas). El exceso de lípidos se almacena en grandes depósitos en los animales, en tejidos adiposos. El aumento de los niveles de triglicéridos se ha asociado a diversas patologías entre ellas a un mayor riesgo de enfermedad cardiovascular o riesgo de sufrir pancreatitis aguda. En este programa se puso como objetivo el reducir un 10% los triglicéridos en sangre. **La Sociedad Americana del Corazón recomienda unos niveles de triglicéridos menores de 100 mg/dl para mejorar la salud del corazón.**

En este programa se nos ha indicado que la obtención de las valores de lípidos correctos en sangre se conseguirá mediante la combinación de ejercicio y el seguimiento de una dieta saludable. Con respecto a la dieta, se puso especial énfasis en consumir grasas saludables (aceite de oliva virgen extra, pescados azules, frutos secos, etc.) y en reducir de forma importante el consumo de grasas saturadas y de grasas trans (grasas animales, aceite de palma presente en bollería industrial o snacks, margarinas con grasas hidrogenadas, etc.).

3.3. Mejoras antropométricas

En el programa que seguimos se propusieron las siguientes mejoras antropométricas ligadas con el cuidado de nuestra salud. Todos estos objetivos se conseguirían, igual que el resto, con la práctica de ejercicio físico y mejoras en nuestra alimentación.

3.3.1. Reducción del 10% del índice de masa corporal (IMC)

El índice de masa corporal (IMC) es una medida de asociación entre la masa y la talla de un individuo Se calcula según la siguiente operación:

$$IMC = \frac{Masa}{Estatura^2}$$

Donde la masa se expresa en kilogramos y el cuadrado de la estatura en metros al cuadrado.

En este programa se ha propuesto una reducción del 10% del IMC. Siendo importante el situarse en unos niveles saludables de IMC. En el caso de los adultos, la OMS define el sobrepeso y la obesidad como se indica a continuación:

- Sobrepeso: IMC igual o superior a 25.
- Obesidad: IMC igual o superior a 30.

3.3.2. Reducción del 10% del índice cintura cadera (ICC)

El índice cintura-cadera es la relación que resulta de dividir el perímetro de la cintura de una persona por el perímetro de su cadera, ambos valores en centímetros (cm).

$$ICC = \frac{Perímetro\ Cintura}{Perímetro\ Cadera}$$

El ICC se está utilizando como indicador de acumulo de grasa visceral y por tanto mayor riesgo de padecer enfermedad cardiovascular. En este programa se ha propuesto una reducción del 10% del ICC teniendo como referencia los siguientes valores:

Riesgo	Hombres	Mujeres
Alto	> 0.95	> 0.85
Moderado	0.90 - 0.95	0.80 - 0.85
Bajo	< 0.90	< 0.80

3.3.3. Reducción del 10% de perímetro abdominal y pliegues del tronco (obesidad abdominal)

En este programa se ha propuesto una reducción del 10% del perímetro abdominal y pliegues (también conocidos como michelines) del tronco.

La OMS indica las siguientes referencias respecto al perímetro abdominal de hombres y mujeres:

Riesgo	Hombres	Mujeres
Alto	> 90 cms	> 80 cms
Medio	85 - 90 cms	76 - 80 cms
Bajo	80 – 84 cms	64 – 75 cms
Óptimo	< 80	< 64

La medida del perímetro abdominal es un indicador de enfermedad cardiovascular más fiable que el IMC.

3.3.4. Reducción del 10% del peso corporal

En este programa se ha propuesto una reducción del 10% del peso corporal.

3.4. Mejoras en la tensión arterial

La **presión arterial (PA)** es la presión que ejerce la sangre contra la pared de las arterias. Esta presión es necesaria para que circule la sangre por los vasos sanguíneos y aporte el oxígeno y los nutrientes a todos los órganos del cuerpo para que puedan funcionar correctamente. En este programa se ha propuesto conseguir mejoras en la tensión arterial teniendo en cuenta como siempre el acercarnos a los valores óptimos de referencia.

Los **valores normales de presión arterial varían entre 90/60 y 130/80 mmHg**. Valores por encima de 140/90 mmHg son indicativos de hipertensión o presión arterial alta y por debajo de 90/60 son indicativos de hipotensión o presión arterial baja. Estos valores dependen de la edad (se incrementan con el envejecimiento) y del sexo (son menores en las mujeres). También hay que señalar que estos valores no son constantes a lo largo del día, sino que presenta una gran variabilidad. Los valores más bajos se registran durante el sueño.

Cuando la presión arterial no está bien controlada estás en riesgo de las siguientes enfermedades:
- Sangrado de la aorta
- Enfermedad renal crónica
- Ataque al corazón e insuficiencia cardíaca
- Riego sanguíneo deficiente a las piernas
- Problemas con la visión

- Ictus (La hipertensión arterial es el principal factor de riesgo del accidente cerebrovascular, más comúnmente conocido como ictus).

La mayoría de las veces la hipertensión se puede controlar con fármacos y cambios en el estilo de vida, que incluyen, mantener un peso adecuado, una alimentación cardiosaludable, dejar de fumar, moderar el consumo de alcohol y sal, evitar las situaciones de estrés o aprender a manejarlo de forma efectiva (incluyendo la práctica de técnicas de relajación, meditación o yoga). El ejercicio, como motor de cambio en el estilo de vida, sirve para mantener un peso saludable además de ayudar a combatir el estrés.

3.5. Mejora de la condición física y la capacidad aeróbica (Test UKK 2 Km)

La prueba UKK de caminata de 2 Km calcula de manera indirecta el consumo máximo de oxígeno (VO2max) y con ello el nivel de nuestra condición física.

Para obtener un resultado lo más exacto posible, la prueba se debe de realizar caminando lo más rápido posible una distancia de 2 Km en terreno plano SIN CORRER, TROTAR o UTILIZAR BASTONES. El ritmo debe de ser tan rápido que el pulso alcanzado durante la prueba llegue a por lo menos al 80% del pulso máximo estimado para la edad (220-edad). En la mayoría de los casos esta velocidad se encuentra entre 6 y 8 km/h. Una vez finalizada la prueba se calcula la puntuación del test UKK de acuerdo a las siguientes fórmulas:

Hombres = 420 – (min x 11,6 + seg x 0,20 + FC x 0,56 + IMC x 2,6) – edad x 0,2

Mujeres = 304 – (min x 8,5 + seg x 0,14 + FC x 0,32 + IMC x 1,1) – edad x 0,4

Donde

min= Tiempo empleado en recorrer los 2 Km en minutos

seg= Tiempo empleado en recorrer los 2 Km en segundos

FC= Pulsaciones por minuto a la llegada

IMC= Índice de Masa Corporal

En este programa se ha propuesto conseguir mejoras en la condición física y condición aeróbica a través de nuestra evolución en las puntuaciones de los tests UKK realizados a lo largo del programa teniendo como referencia los siguientes valores.

Índice UKK	Condición física
Menor de 70	Muy por debajo del promedio
De 70 a 89	Ligeramente por debajo del promedio
De 90 a 110	Promedio
De 111 a 130	Ligeramente por encima del promedio
Mayor de 130	Muy por encima del promedio

La mejora de nuestra capacidad física está ligada a la práctica de un ejercicio frecuente, el cual puede ayudar a prevenir enfermedades como: diabetes tipo 2, enfermedades cardíacas, algunos tipos de cánceres, osteoporosis, enfermedades mentales y estrés. La OMS indica que la inactividad física es el cuarto factor de riesgo en lo que respecta a la mortalidad mundial (6% de las muertes registradas en todo el mundo). Al menos un 60% de la población mundial no realiza la actividad física necesaria para obtener beneficios para la salud.

3.6. Mejora del riesgo cardiovascular a 10 años

En este programa se ha propuesto conseguir una reducción del 10%
del riesgo de un episodio cardiovascular a 10 años. En todo caso, el
objetivo es **conseguir un riesgo bajo de sufrir un episodio
cardiovascular en los próximos 10 años**.

El riesgo de sufrir un episodio cardiovascular a 10 años aumenta
principalmente debido a los siguientes factores: fumar, colesterol
alto, presión arterial alta y con el aumento de la edad. Por ello es
muy importante el controlar estos factores de riesgo.

**Si quieres tener una estimación de tu riesgo de sufrir un
episodio cardiovascular** puedes acudir a las tablas de riesgo
cardiovascular de la Sociedad Española de Cardiología, o al
siguiente enlace de la Asociación Americana del Corazón (AHA).
http://www.cvriskcalculator.com/

Así en un par de minutos te puedes hacer una idea de tu riesgo de
sufrir un infarto agudo de miocardio o un ictus en los próximos 10
años.

Si tu riesgo estimado entra en la categoría de alto o muy alto seguro
que tomas interés por empezar a cuidar tu salud desde ahora mismo
para reducir dichos factores de riesgo.

Ya sabes que es mejor prevenir que curar. Si tienes la mala suerte de
sufrir un episodio cardiovascular y necesitar una intervención
quirúrgica, es conveniente que sepas que el mejor stent o el mejor
bypass tienen una duración limitada (no son eternos) y una arteria
bien cuidada es mil veces mejor que cualquier prótesis que te
puedan poner. Además, una vez sufrido un episodio cardiovascular
los criterios de salud a partir de ese momento siempre serán más
exigentes, el colesterol tiene que ser más bajo del rango normal,
tendrás que medicarte con estatinas, etc.

3.7. Dejar de fumar

Si bien este programa no ha establecido como uno de sus objetivos el dejar de fumar, incluyo aquí este consejo de mi amigo Roberto Jiménez, cirujano vascular, quien me indica que incluya un recordatorio para los que todavía fumen que dejen ya de hacerlo.

Para los fumadores probablemente les sea más rentable desde el punto de vista de salud el dejar de fumar que cualquier otro de los objetivos de salud que estamos mencionando en este capítulo.

Se sabe que fumar daña prácticamente todo órgano y sistema de órganos del cuerpo y disminuye la salud general de la persona siendo **una causa de mortalidad de primer orden**. La OMS indica que el consumo de tabaco es uno de los principales factores de riesgo de varias enfermedades crónicas, como el cáncer y las enfermedades pulmonares y cardiovasculares.

Si todavía tienes el hábito de fumar inscríbete a un programa para dejar de fumar. Los hospitales, departamentos de salud, centros comunitarios y lugares de trabajo frecuentemente ofrecen programas. Si te sientes con fuerzas para dejar de fumar por ti mismo, puedes encontrar muchas recomendaciones en Internet para iniciar este camino, por ejemplo en el siguiente enlace puedes encontrar diversos recursos para preparar un plan para dejar de fumar:

https://espanol.smokefree.gov/

3.8. Realizar las modificaciones necesarias en nuestra mente para el cuidado de nuestra salud

Si bien este programa no ha establecido como uno de los objetivos el modificar los aspectos necesarios en tu mente para conseguir un cuidado de salud completo, incluiré en este libro algunas recomendaciones para el cuidado de nuestra mente. Esto lo considero necesario por dos motivos:

- **Los cambios necesarios para mejorar nuestra alimentación y para establecer un hábito de realización de ejercicio deben ir acompañados de unos cambios mentales equivalentes**. En caso contrario no conseguiremos que dichos cambios sean permanentes, y haremos cierto el dicho de que *"Lo difícil no es llegar sino mantenerse"*.

- Hay aspectos específicos relacionados con el cuidado de nuestra mente que deben ser abordados para un cuidado integral de nuestra salud. **La ansiedad, el estrés y la depresión** actúan sobre distintas hormonas, provocando cambios en nuestro organismo, que nos hacen más sensibles al dolor e **influyen en el desarrollo de distintas enfermedades**, por ejemplo: hipertensión, distintas enfermedades coronarias, el asma, el cáncer, las úlceras de estómago, el síndrome del intestino irritable, cefaleas, dolores crónicos, contracturas musculares, impotencia, etc.

Estoy de acuerdo con lo que decía el poeta romano Juvenal: *"mens sana in corpore sano"*. Creo que **no se puede separar el cuidado de nuestro cuerpo del cuidado de nuestra mente**. La mente y el cuerpo están conectados y la influencia que tiene el uno sobre el otro es muy poderosa.

3.9. Resumen de los objetivos que puedes fijarte para la mejora de tu salud

Para la definición de tus objetivos de salud, como primer paso deberías hacerte un chequeo completo con tu médico de cabecera para priorizar cuáles son los parámetros de tu salud que deben mejorarse, y que actividades puedes realizar para ello y cuáles no en función de tus condiciones físicas.

Dentro del programa de mejora de salud en el que participamos se establecieron unos objetivos que debíamos conseguir, los resumo en el siguiente cuadro por si te sirven de referencia para el establecimiento de tus propios objetivos. En los siguientes capítulos del libro te explicaré los pasos que dimos en el programa para conseguir estos objetivos.

Tipo de objetivo	Objetivo del programa	Valores óptimos	Enfermedades principales a prevenir
Control glucémico (control del azúcar en sangre)	Reducción del 10% de la glucemia basal (mg/dl)	Valores óptimos de glucosa en sangre son 72 a 110 mg/dl	Diabetes tipo 2. Las consecuencias más frecuentes de la diabetes son: daños en el corazón y en el cerebro, daños en los ojos, daños en los riñones, daños en los nervios con riesgo de amputación.
Control del perfil lipídico	Reducción del 10% del colesterol total (mg/dl) / Reducción del 10% del colesterol malo LDL (mg/dl)	Colesterol total por debajo de 200 mg/dL / Colesterol LDL total por debajo de 100 mg/dL.	Enfermedades cardiovasculares (infarto de miocardio, etc.) y cerebrovasculares (ictus, etc.)

Tipo de objetivo	Objetivo del programa	Valores óptimos	Enfermedades principales a prevenir
Control del perfil lipídico	Poner el colesterol bueno HDL en unos niveles óptimos Reducción del 10% de triglicéridos (mg/dl)	Nivel de 40-59 (mg/dl) del colesterol HDL. Incluso un nivel >60(mg/dl) es beneficioso. Niveles de triglicéridos menores de 100 mg/dl.	
Mejoras antropométricas	Reducción del 10% de perímetro abdominal y pliegues del tronco (obesidad abdominal) Reducción del 10% del índice cintura cadera (ICC) Reducción del 10% del peso corporal Reducción del 10% del índice de masa corporal (IMC)	Acercarse al nivel óptimo de perímetro abdominal (<80 cm hombres, <64 cm mujeres). En todo caso alejarse del riesgo alto (<90 cm hombres, <80 cm mujeres). Acercarse al riego bajo de ICC (< 0.90 hombres, < 0.80 mujeres). En todo caso alejarse del riesgo alto (>0.95 hombres, >0.85 mujeres). Rango normal de IMC 18.5 - 24.9	Enfermedades cardiovasculares (infarto de miocardio, etc.)
Tensión arterial	Lograr una mejoría	Situarse entre 90/60 y 130/80 mmHg	Las consecuencias de la hipertensión arterial son: enfermedad renal crónica, ataque al corazón e insuficiencia cardíaca, riego sanguíneo deficiente a las piernas, problemas con la visión, ictus

Tipo de objetivo	Objetivo del programa	Valores óptimos	Enfermedades principales a prevenir
Mejora condición física y capacidad aeróbica (Test UKK 2 Km)	Lograr una mejoría	Estar en el promedio UKK 90 a 110 o incluso superarlo.	La realización de un ejercicio frecuente puede ayudar a prevenir enfermedades como: diabetes tipo 2, enfermedades cardíacas, algunos tipos de cánceres, osteoporosis, enfermedades mentales, estrés.
Riesgo cardiovascular a 10 años	Reducción del 10%	Conseguir un riesgo cardiovascular bajo.	Enfermedades cardiovasculares
Dejar de fumar (objetivo no incluido en el programa)	Abandonar el hábito de fumar (caso de que lo tengas)	Dejar de fumar totalmente	Enfermedades de todo tipo: cáncer, enfermedades pulmonares, cardiovasculares, etc.
Realizar las modificaciones necesarias en nuestra mente para el cuidado de nuestra salud (objetivo no incluido en el programa)	Realizar las modificaciones necesarias en tu mente para un cuidado integral de tu salud	Tener una mente sana donde podamos gestionar adecuadamente nuestras creencias y emociones.	Una gestión adecuada de nuestra mente puede influir en la prevención de diferentes enfermedades: hipertensión, enfermedades coronarias, el asma, el cáncer, las úlceras de estómago, el síndrome del intestino irritable, cefaleas, dolores crónicos, contracturas musculares, etc.

4. Realiza ejercicio

Como hemos comentado anteriormente la realización de una actividad física frecuente junto con una dieta adecuada, son una potente herramienta preventiva y terapéutica para el cuidado de tu salud.

En esta sección vamos a introducir todos los aspectos relacionados con la práctica de un ejercicio frecuente.

Como primer paso deberías seleccionar el ejercicio a realizar. Nos todos los ejercicios son igual de saludables. En el programa que realizamos el ejercicio seleccionado fue **la Marcha Nórdica** que cumple todos los requisitos de un deporte saludable.

La marcha nórdica es más beneficiosa para tu salud que el simple ejercicio de caminar, intentaré convencerte de ello a lo largo de este capítulo. Si te aficionas a este deporte sin duda tu salud te lo agradecerá.

4.1. Introducción a la Marcha Nórdica

La Marcha Nórdica (en inglés, Nordic Walking) es un deporte de resistencia y una forma de ejercicio al aire libre que consiste en caminar con la ayuda de bastones similares a los utilizados en el esquí. Los orígenes de este deporte están en los años 30, cuando la mayoría de los esquiadores de fondo empezaron a incluir en sus entrenamientos de verano y otoño lo que llamaron "marcha con bastones", con el fin de mejorar su condición física y poder comenzar en invierno los entrenamientos de esquí de fondo con la intensidad adecuada.

La marcha nórdica es un deporte adecuado para casi todo el mundo, ya que se trata de una actividad suave y que se puede adaptar a las exigencias, capacidades y edad de todos sus participantes.

Dentro de los beneficios para la salud de la marcha nórdica, un estudio publicado por el Instituto alemán de Biomecánica, en Bad Sasendorf, destaca los siguientes:

✓ Se trata de un ejercicio aeróbico, por lo que **ayuda a trabajar el sistema cardiovascular y la capacidad respiratoria** y a prevenir o controlar diferentes enfermedades como la diabetes tipo 2 o la hipertensión arterial.

✓ A diferencia del tan de moda running o el jogging, la marcha nórdica **no es agresiva para tobillos, rodillas o espalda,** puesto que no se salta al andar. De hecho, el uso de bastones en este ejercicio aporta en torno a un 25% del impulso en el desplazamiento del cuerpo, reduciendo por tanto el impacto en las articulaciones del tren inferior.

✓ **Trabaja tanto el tren superior como el tren inferior,** por lo que es un deporte bastante completo. Es un ejercicio más completo que el caminar porque usas el 90% de los músculos del cuerpo.

✓ El nordic walking es ideal para las personas que quieren perder peso, ya que **quema más calorías** que el ejercicio de caminar. En este sentido, un hombre quema unas 600 kilocalorías si lo practica a una velocidad de 6,5 km/hora, y una mujer alrededor de 450 kilocalorías a la misma velocidad.

✓ Como cualquier otra actividad física, **ayuda a liberar endorfinas** y, por lo tanto, produce una sensación de bienestar.

✓ La marcha nórdica **ayuda a combatir el estrés** y aporta una mejor oxigenación al cerebro, aumentando, de esta manera, la capacidad cerebral y todas las actividades relacionadas con ella.

Podríamos añadir un par de ventajas adicionales al listado expuesto:

✓ **Si se realiza bien el ejercicio se estira toda la espalda.** Esto es especialmente interesante como labor correctiva de todos los malos hábitos posturales que tenemos en el trabajo o en casa, y por tanto puede ayudar a prevenir los dolores de la espalda, especialmente en la zona lumbar que son un padecimiento frecuente en la población y una de las causas más frecuentes de bajas laborales. He comprobado que desde que practico marcha nórdica he dejado de tener molestias en la zona lumbar.

✓ **Puede mejorar tu forma de andar**. Tras realizar este ejercicio periódicamente he comprobado que ando mejor que antes. Ahora estiro más la espalda, ando más recto, con paso más firme y acompasando el movimiento de piernas y brazos. No asumas que todos sabemos andar bien, hay personas que sufren problemas físicos que se reducirían si mejorara su forma de andar.

Si necesitas un instructor para iniciarte en la marcha nórdica te recomiendo al profesor que tuvimos en el programa (Juan Toribio) ya que demostró ser un auténtico profesional que trabajó sin descanso con nosotros hasta conseguir que domináramos la técnica de este deporte. Puedes contactar con él en la siguiente dirección web: http://www.juantoribio.com/

De acuerdo a nuestro instructor Juan Toribio, **la Marcha Nórdica supone una mejora con respecto al movimiento de caminar, apoyándonos para ello en los bastones**.

La técnica que seguimos para el aprendizaje de la marcha nórdica fue la **metodología ALFA 247** (**A** Significa andar derecho. **L** largos los brazos. **F** Formar un triángulo con el bastón y la otra **A** Adecuar del paso).

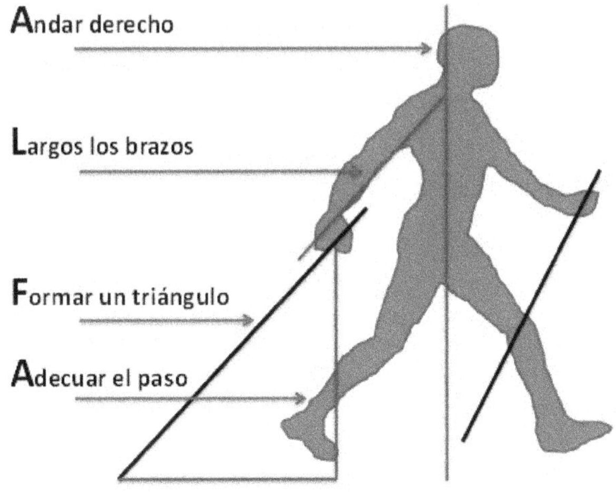

Imagen 2. Fundamentos de la técnica ALFA 247

El aprendizaje de esa técnica, al igual que el aprender a conducir o montar en bicicleta, requiere la automatización de una serie de movimientos, los cuales explicamos a continuación:

1. Hay que andar derecho, con los hombros relajados y la espalda recta.
2. Hay que adelantar la pierna derecha y el brazo izquierdo a la vez (y la pierna izquierda y el brazo derecho en el siguiente paso) con una suave rotación de cadera.
3. El brazo que se adelanta debe tener la mano a la altura de la cadera (como si fuéramos a dar la mano a un niño) y clavar su bastón en ángulo hacia el pie del mismo lado.
4. Al clavar el bastón hay que soltarlo (lo sigue manteniendo unido a la mano el guante o dragonera) con el fin de que el impulso que aporta ese bastón a la marcha tenga la máxima amplitud posible (si no lo soltáramos el recorrido de ese impulso sería más corto)
5. Cuando acabe el recorrido del impulso de ese bastón hay que volver a recogerlo para volver a clavarlo en el siguiente paso. La zancada debe ser adecuada a nuestra estatura.
6. El pie que avanza siempre entrará de talón
7. Durante el paso hay que realizar un suave balanceo de hombros.

Todos estos elementos mencionados se deben integrar y automatizar hasta lograr una marcha fluida y dinámica.

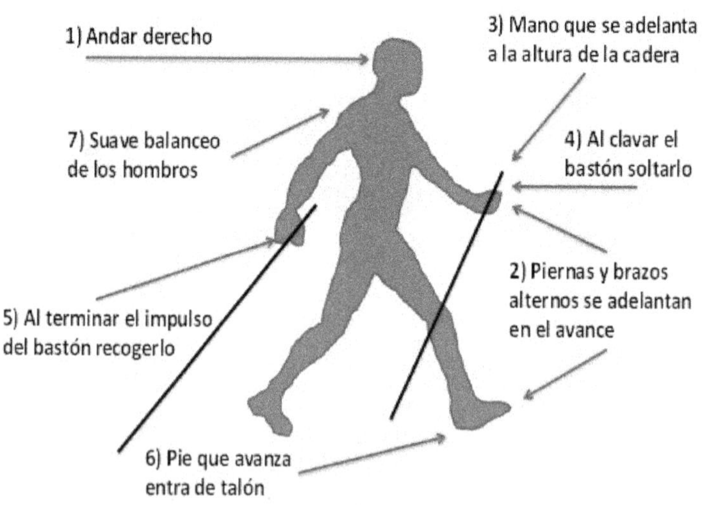

Imagen 3. Movimientos de la técnica ALFA 247

Si quieres ampliar información sobre esta técnica te adjunto los siguientes enlaces de la Federación Española de Nordic Walking (FENWA) y otro de la Euskadiko Nordic Walking Elkartea.

http://www.fenwa.es/nordic-walking/tecnica247

http://www.nordicwalkingeuskadi.net/nordic-walking/tecnica-alfa-247/

Puedes encontrar diferentes videos tutoriales en Internet para el aprendizaje de la marcha nórdica, te adjunto alguno de ellos:

Videos de aprendizaje de la marcha nórdica de la Federación Española de Nordic Walking (FENWA)

http://www.fenwa.es/multimedia/videos

Una clase de iniciación al nordic walking impartida por Xabier Madina, instructor de nordic walking de la FENWA y miembro de ENWE (Euskadiko Nordic Walking Elkartea).

https://www.youtube.com/watch?v=YSg9SPWCrDo

Una clase de iniciación a la marcha nórdica de IniciaSport impartida por Eveline Feussner formadora nacional en marcha nórdica.

http://www.iniciasport.com/tag/marcha-nordica/

También considero de interés la siguiente presentación introductoria a la marcha nórdica

https://es.slideshare.net/pepeinef/marcha-nrdica-nordic-walking

Para practicar Marcha Nórdica es necesario disponer de unos bastones específicos y es conveniente utilizar un calzado cómodo, de poco peso, similar al modelo running, que posibilite un movimiento libre del pie, con capacidad de amortiguación en la zona del talón (con buena sujeción del mismo) y en la unión falanges-metatarso.

Un buen bastón de Nordic Walking se basa en las siguientes características:

- Parte superior: empuñadura ergonómica y un guante que mantiene unido el bastón a la mano denominado dragonera.
- Parte central: una caña resistente, ligera y rígida o ligeramente flexible.
- Parte inferior: una puntera rígida para andar por caminos de tierra y un taco de goma para andar sobre asfalto, especialmente diseñados para la práctica del Nordic Walking.

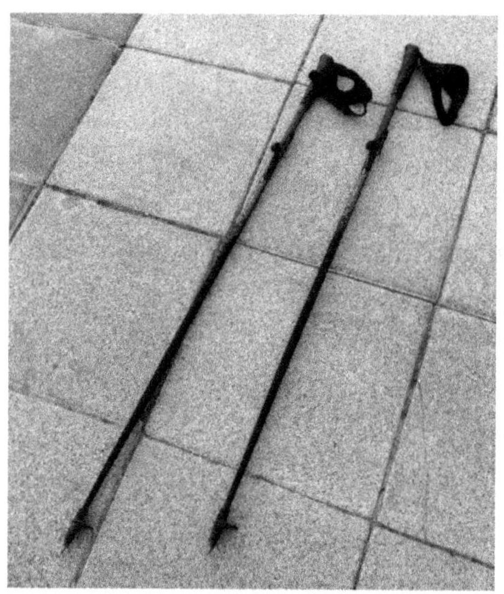

Imagen 4. Bastones de marcha nórdica con dragoneras

Por lo que respecta a la altura del bastón, la forma más sencilla de calcularla es, agarrando correctamente un bastón por la empuñadura, sin el taco de goma, con el bastón perpendicular al suelo: el codo nos debe quedar en un ángulo aproximado de 90° respecto al suelo. Asimismo hay que considerar otros factores: la proporciones de las extremidades -no todos somos iguales-, la longitud de la zancada, la movilidad articular y la condición física.

Antes de comprarte tus bastones de marcha nórdica déjate asesorar por tu profesor o un experto en el tema.

4.2. Entrenamiento interválico de alta intensidad (HIIT)

En el programa que hemos seguido se nos prescribió el realizar el ejercicio aeróbico seleccionado (Marcha Nórdica) con una metodología HIIT que permitiera obtener ventajas combinadas de un ejercicio aeróbico con las de un ejercicio anaeróbico. Si la práctica de la marcha nórdica es más beneficiosa que el simple ejercicio de caminar, **la práctica de la marcha nórdica con una metodología HIIT añade a los beneficios de un deporte aeróbico** (permitir adelgazar, mejorar la función cardiovascular y capacidad pulmonar, reducción de presión sanguínea, reducción de colesterol LDL y triglicéridos, influir positivamente en el estado de ánimo, etc.) **unos beneficios adicionales propios de los deportes anaeróbicos** (desarrollar la masa muscular, mejorar la capacidad de combatir la fatiga, mejorar el estado cardiorrespiratorio, ayudar a reducir el exceso de grasa, etc.). No obstante, **como en la realización de cualquier ejercicio de alta intensidad debes consultar primero con tu médico si es adecuado para ti o no**.

El entrenamiento de interválico de alta intensidad (**HIIT**, por sus siglas en inglés), es una estrategia de ejercicio que **alterna periodos de ejercicio anaeróbico intenso** (en tu zona anaeróbica de entrenamiento) **con periodos menos intensos de recuperación** (en tu zona aeróbica de entrenamiento). Si estás acostumbrado a realizar entrenamientos en forma de series con unos períodos de mayor intensidad que otros probablemente lo estés aplicando.

El entrenamiento HIIT se puede aplicar a ejercicios aeróbicos como la marcha nórdica, la natación, la bicicleta o el correr. El entrenamiento HIIT se considera que es mucho más eficaz que el ejercicio normal a la hora de **mejorar la capacidad cardiorrespiratoria y muscular** y, por ende, el **aumento del metabolismo basal y la reducción de grasa corporal acumulada**. En diversas investigaciones se ha demostrado que el entrenamiento HIIT es muy efectivo para quemar el tejido adiposo con más eficacia que el cardio a baja intensidad durante mucho tiempo, hasta un 50% más efectivo. También se ha demostrado que es **muy útil para acelerar nuestro metabolismo**, lo que nos ayudará a quemar más calorías durante el día.

Con el entrenamiento HIIT, lograremos completar dos objetivos diferentes: nos ayudará a **acelerar la pérdida de grasa** y **mejorar la resistencia aeróbica y anaeróbica.**

El entrenamiento HIIT nos permite cruzar la barrera en que pasamos de un ejercicio aeróbico a uno anaeróbico. El punto en el que las vías energéticas anaeróbicas comienzan a operar se sitúa aproximadamente cuando se supera el 75% de tu Frecuencia Cardiaca Máxima (FCM). El método más sencillo para calcular la FCM es utilizar la fórmula de Carvonen, que consiste en restar la edad a 220 (220 − edad =FCM). Por ejemplo para una persona de 40 años la FCM sería igual a 180 pulsaciones por minuto (220 − 40 = 180 ppm) y el trabajo de esa persona en su zona anaeróbica comenzaría al superar las 135 ppm (el 75% de su FCM de 180 ppm).

4.3. Planificación del entrenamiento a realizar en el programa

Las sesiones de entrenamiento de Marcha Nórdica con metodología de entrenamiento HIIT que teníamos que realizar consistían en tres períodos de ejercicio:

- Un primer período de 10 minutos de marcha nórdica a un ritmo de calentamiento.
- Un segundo período donde se realizaban las series HIIT de ejercicio anaeróbico intenso corto con periodos menos intensos de recuperación, y
- Un tercer período de 10 minutos de marcha nórdica a un ritmo de enfriamiento.

En el primer trimestre del programa nos prescribieron la siguiente planificación a seguir en la realización de la Marcha Nórdica con metodología HIIT (3 veces por semana).

FASE 1: 3PRIMERAS SEMANAS.	*23/01/2017*	*12/02/2017*	10′ (Cal) + 8 series de (1′fuerte + 2′suaves) + 10′ Enfriamiento.
FASE 2: 4, 5 y 6 SEMANAS	*13/02/2017*	*05/03/2017*	10′ (Cal) + 5 series de (2′fuerte + 3′suaves) + 10′ Enfriamiento
FASE 3: 7, 8 y 9 SEMANAS	*06/03/2017*	*26/03/2017*	10′ (Cal) + 6 series de (2′fuerte + 2′suaves) + 10′ Enfriamiento
FASE 4: 10 y 11 SEMANAS	*27/03/2017*	*07/04/2017*	10′ (Cal) + 8 series de (2′fuerte + 1′suaves) + 10′ Enfriamiento
2ª EVALUACIÓN FINAL (2º TEST DE CONTROL)	*07/04/2017*	*07/04/2017*	

En el segundo trimestre del programa nos prescribieron la siguiente planificación a seguir en la realización de la Marcha Nórdica con metodología HIIT (3 veces por semana)

FASE 5: 4 PRIMERAS SEMANAS.	*17/04/2017*	*14/05/2017*	10´ (Cal) + 4 series de (3´fuerte + 2´suaves) + 10´ Enfriamiento.
FASE 6: 4 SEMANAS	*15/05/2017*	*11/06/2017*	10´ (Cal) + 5 series de (3´fuerte + 1´suaves) + 10´ Enfriamiento
FASE 7: 3 SEMANAS	*12/06/2017*	*30/06/2017*	10´ (Cal) + 10-12 series de (1´fuerte + 75´´suaves) + 10´ Enfriamiento
EVALUACIÓN FINAL (3º TEST DE CONTROL)	*30/06/2017*	*30/06/2017*	10´ (Cal) + 8 series de (2´fuerte + 1´suaves) + 10´ Enfriamiento

4.4. Resumen: introducción del hábito del ejercicio para la mejora de tu salud

Como hemos comentado, la realización de una actividad física frecuente junto con una dieta adecuada, son una potente herramienta preventiva y terapéutica para el cuidado de tu salud.

En este capítulo hemos tratado el aspecto de la introducción del hábito de realizar una actividad física frecuente. **Una frecuencia suficiente podría ser que realizaras ejercicio tres veces por semana**.

El ejercicio seleccionado debería ser un **ejercicio que aportara el máximo posible de beneficios para la salud y el mínimo posible de contraindicaciones**. Un ejercicio que cumple estos requisitos es la **Marcha Nórdica** que aporta más beneficios para la salud que el simple ejercicio de caminar.

Teniendo en cuenta los beneficios adicionales de la marcha nórdica con respecto al simple ejercicio de caminar, te propongo lo siguiente: *No Andes... Haz Marcha*.

Adicionalmente indicar que la práctica de la Marcha Nórdica, que es un ejercicio aeróbico, se puede realizar con **metodología HIIT** para obtener ventajas combinadas de un ejercicio aeróbico con las de un ejercicio anaeróbico.

5. Come sano

En el capítulo anterior hemos tratado los aspectos relacionados con la introducción del hábito de realizar una actividad física frecuente para la mejora de tu salud. En este capítulo vamos a tratar los aspectos relacionados con establecer una alimentación saludable.

Una dieta saludable ayuda a protegernos de la malnutrición en todas sus formas, así como de las enfermedades no transmisibles, como la diabetes, las cardiopatías, los accidentes cerebrovasculares y el cáncer. **Las dietas no cardiosaludables y la falta de actividad física están entre los principales factores de riesgo para la salud en todo el mundo.**

Los hábitos alimentarios sanos comienzan en los primeros años de vida. La lactancia materna favorece el crecimiento sano y mejora el desarrollo cognitivo; además, puede proporcionar beneficios a largo plazo, como la reducción del riesgo de presentar sobrepeso y obesidad y de sufrir enfermedades no transmisibles en etapas posteriores de la vida. La inclusión de hábitos de alimentación saludables en los niños les acompañará toda su vida.

El establecimiento de una dieta saludable consistiría en modificar los hábitos alimenticios, eliminando o reduciendo el consumo de alimentos no saludables y aumentando el consumo de alimentos saludables.

Como el cambio de hábitos es un proceso que requiere de mucho esfuerzo hay que intentar buscar los métodos o trucos que nos faciliten la labor.

- Uno de los trucos más efectivos consiste en **comunicar a las personas que te rodean** (familiares, compañeros de trabajo, etc.) **que estás adquiriendo esos nuevos hábitos de alimentación** para que se conviertan en una red de apoyo para ayudarte a adquirir los nuevos hábitos.

- Es interesante también el **adquirir una formación sobre temas de nutrición**. Seguiremos mejor una recomendación (y la haremos nuestra) si conocemos la base científica de la misma. *No te Informes... Fórmate.*

En este capítulo veremos unos fundamentos básicos de nutrición que nos permitirán diseñar una dieta saludable.

"Que tu medicina sea tu alimento, y el alimento tu medicina." -

Hipócrates

5.1. Introducción a la nutrición

Nuestro objetivo será diseñar una **dieta saludable** que proporcione los nutrientes en cantidad y calidad suficientes para conservar nuestra salud. Los nutrientes que intervienen en nuestra dieta se pueden clasificar en macronutrientes y micronutrientes.

5.1. 1. Los macronutrientes

Los **macronutrientes** son aquellos nutrientes que suministran la mayor parte de la energía metabólica del organismo y los materiales de construcción necesarios para nuestro cuerpo.

Los macronutrientes se clasifican en tres grandes grupos:

- Carbohidratos también llamados **Hidratos de Carbono** o glúcidos.
- **Grasas** también llamadas lípidos, y
- **Proteínas**

Además de estos tres grupos, existe otro producto que también produce calorías, y es el **alcohol**. Pero éste contribuye solamente al aumento de peso sin generar energía saludable para el organismo.

Cada uno de estos grupos de macronutrientes aporta al organismo diferentes componentes necesarios para su funcionamiento. La justa y debida combinación de todos ellos es lo que mantiene en funcionamiento nuestro cuerpo.

5.1.1.1. Los Hidratos de Carbono o Glúcidos

Los **hidratos de carbono**, también llamados glúcidos tienen como principal función aportar energía al organismo y se consideran la base de la pirámide de la alimentación.

Las dos funciones principales de los carbohidratos son:

- **Energética**: los carbohidratos funcionan como reserva energética, pudiendo usarse de manera inmediata debido a su capacidad de movilizarse rápidamente para producir glucosa en caso de que sea necesario.

- **Reguladora**: la celulosa (fibra alimentaria) se encarga de regular el tránsito intestinal, teniendo además de éste, otros efectos beneficiosos para la salud como:
  - Prevenir el estreñimiento ablandando las heces y aumentando su volumen.
  - Aumentar la sensación de saciedad.
  - Disminuir la absorción del colesterol.
  - En el caso de diabéticos, disminuye la subida de azúcar en sangre.
  - Efecto protector contra cáncer de colon y enfermedades cardiovasculares.

Podemos obtener hidratos de carbono de las siguientes fuentes de alimentos:

- **Verduras y frutas**: Las verduras y frutas son los alimentos más saludables para proporcionar hidratos de carbono a tu dieta, aportan una gran cantidad de fibra, minerales y vitaminas indispensables para el organismo.

- **Legumbres**: como las judías o los garbanzos. Son una gran fuente de energía, pues tienen un alto contenido de hidratos de carbono. También son una fuente importante de fibra y proteínas.

- **Cereales (preferiblemente integrales)**: como el arroz, el trigo, el maíz, la avena y el mijo, entre otros. Es mejor consumir cereales integrales que refinados por el mayor aporte de fibra, proteínas y vitaminas y minerales que proporcionan. A partir de ellos se obtiene pan, pastas, etc.

- **Tubérculos y raíces**: la más consumida de este grupo es la patata.

- **Azúcar**: como el de caña, remolacha, miel o melaza, aporta una gran cantidad de energía gracias a su asimilación rápida. Su exceso es nocivo para la salud. Por tanto, se recomienda que de la cantidad total de hidratos de carbono diaria, un máximo de un 10% podría consumirse con azúcares. Es preferible consumir los azucares que vengan de forma natural en frutas y verduras, y no tomar azúcar de mesa o azúcares añadidos a alimentos preparados.

Se recomienda un aporte de hidratos de carbono en la dieta de entre un 55-60% de la energía total consumida. En una dieta de unas 2.200 Kcal el aporte de carbohidratos sería en torno a 1.250 Kcal. Esto supondría un consumo diario de unos 310 gramos de hidratos de carbono ya que un gramo de hidratos de carbono aporta unas 4 Kcal. No confundir los gramos de hidratos de carbono con los gramos de alimento a consumir, por ejemplo, 1 Kg de tomates contiene sólo 35 gramos de hidratos de carbono por su alto porcentaje de agua.

Una dieta saludable será aquella en la que se consuman carbohidratos de bajo índice glucémico, que ocasiona que a corto plazo se disminuya la sensación de hambre y la ingesta de calorías, y a largo plazo se reduzca la incidencia de obesidad y enfermedades crónicas asociadas. Una dieta de baja carga glucémica será rica en hidratos de carbono de absorción lenta (verduras, fruta, legumbres, cereales integrales, etc.) y será pobre en hidratos de carbono de absorción rápida (azúcar, bollería industrial, pan refinado, arroz, patatas hervidas o en puré).

El consumir alimentos de bajo índice glucémico hará que la glucosa se libere poco a poco, de manera gradual hacia el torrente sanguíneo, para conseguir una captación adecuada por parte de nuestras células y no existan excesos, evitando así la transformación de esa glucosa sobrante en grasas. De esta manera nuestros niveles de glucemia serán constantes y evitaremos esos picos y oscilaciones de glucosa en sangre que generan incluso una mayor sensación de hambre y un medio hormonal que favorece la aparición de ciertas enfermedades crónicas.

De la cantidad total de hidratos de carbono diaria, **un 90% de los mismos deberían ser de absorción lenta y un máximo de un 10% podría consumirse en forma de azúcares de acuerdo a expertos de la OMS y la FAO**. Dentro de los azúcares lo más recomendable es que se tome la fructosa en su estado natural consumiendo frutas enteras ya que van acompañadas de fibra, vitaminas, etc. Además la fructosa genera picos de insulina en sangre mucho menores que la sacarosa. Dentro de los azúcares el menos recomendable es la sacarosa presente en casi todos los productos industriales (se extrae de caña de azúcar o remolacha azucarera), su consumo incrementa de forma importante la cifra de glucemia en sangre, desencadenando una alta secreción de Insulina, que con el tiempo puede ser nociva para la salud. Se debe restringir por tanto el consumo de sacarosa y revisar siempre el porcentaje de azúcar de productos industriales que será casi siempre sacarosa. Donde más sacarosa podemos encontrar es en bollería industrial, refrescos azucarados, caramelos, zumos industriales. También hay que tener cuidado con los edulcorantes porque pueden ser interpretados por el cuerpo como si fueran sacarosa.

La ingesta de azúcar puede reducirse del modo siguiente:

- Restringiendo el consumo de alimentos y bebidas con alto contenido de azúcar (por ejemplo, bebidas azucaradas gaseosas, bollería industrial, aperitivos azucarados y golosinas).

- Comiendo frutas y verduras crudas en lugar de aperitivos azucarados.

- Educar el paladar de los niños y adultos para reducir su consumo de azúcar.

- Informándonos del contenido de azúcar de los alimentos en las etiquetas nutricionales. Es interesante la siguiente página web que revela el contenido de azúcar de los alimentos:
  http://www.sinazucar.org

La OMS recomienda comer al menos cinco piezas o porciones de frutas y verduras al día ya que reduce el riesgo de desarrollar enfermedades no transmisibles y ayuda a garantizar una ingesta diaria suficiente de fibra dietética. Con el fin de mejorar el consumo de frutas y verduras se puede:

* Incluir verduras en todas las comidas;

* Comer frutas frescas y verduras crudas como aperitivos;

* Comer frutas y verduras frescas de temporada;

Dentro de las 5 porciones diarias de frutas y verduras es conveniente incluir

* Una verdura cruda –tipo ensalada–,

* Una fruta cítrica –como naranja, limón, mandarinas, kiwi, pomelo o piña.

* Alguna ración del grupo de las crucíferas como brócoli, coliflor o repollo, es también un buen complemento para conseguir la cantidad de fitoquímicos necesarios.

Las patatas, batatas, boniato, yuca y otros tubérculos feculentos NO se consideran como frutas ni hortalizas a la hora de contar las 5 porciones.

La fibra es un nutriente cuyo consumo se debe potenciar. Además de ayudar a la digestión, la fibra tiene muchos otros beneficios relacionados con la salud como, por ejemplo, el proteger de cáncer de colón o enfermedades cardiovasculares. Estos beneficios son especialmente efectivos cuando tiene una dieta alta en fibra que además es baja en grasas saturadas, colesterol, grasas trans, azúcares añadidos, sal y alcohol. Hay dos tipos de fibra, insoluble y soluble. Casi todas las plantas comestibles contienen alguna cantidad de cada tipo.

- **La fibra insoluble** se encuentra mayormente en los productos a base de granos integrales, como el cereal de salvado de trigo, los vegetales y las frutas. Provee el "material" para la formación de deposiciones y ayuda a que se muevan rápidamente a través del colon.

- **La fibra soluble** se encuentra en los guisantes, las legumbres, muchos vegetales y frutas, el salvado de avena, la cebada y las semillas. Hace más lenta la digestión de los carbohidratos y puede ayudar a estabilizar el nivel de azúcar en la sangre si padeces de diabetes. Además, ayuda a bajar el nivel de "colesterol malo". Esto, a su vez, reduce el riesgo de padecer enfermedades cardiacas.

En el caso de la ingesta de fibra (celulosa), es recomendable **ingerir más de 25 gramos de fibra al día**, debido a los efectos tan saludables que posee: disminuye la absorción del colesterol, disminuye la subida de azúcar en sangre, protege contra el cáncer de colon y las enfermedades cardiovasculares.

5.1.1.2. Las Grasas o Lípidos

La **grasa** se encuentra almacenada debajo de la piel, sirviendo como reserva de energía. También actúa como aislamiento contra el frío y forma un tejido de soporte de muchos órganos, protegiéndolos a la vez de golpes, como ocurre con los riñones.

Los lípidos cumplen diversas funciones en el organismo como son:

- **Energética**: pueden utilizarse como reserva energética, debido a que aportan más del doble de energía que la producida por los hidratos de carbono (unas 9 Kcal por gramo de grasa).

- **Reguladora**: por ejemplo, el colesterol es un precursor de hormonas sexuales y de la vitamina D, las cuales desempeñan funciones de regulación. La vitamina D se termina de sintetizar y activar en la piel por los rayos ultravioleta (no todo se metaboliza en el hígado), y es bueno hacer ejercicio al aire libre para fijar el calcio a los huesos y evitar osteoporosis.

- **Transporte**: la grasa dietética suministra los ácidos grasos esenciales, es decir, el ácido linolénico y el ácido linoleico, siendo necesaria para transportar las vitaminas A, D, E y K que son solubles en grasas y para ayudar en su absorción intestinal.

- **Estructural**: hay distintos lípidos, como el colesterol y los fosfolípidos, que constituyen parte de las membranas celulares de todo el organismo. Por eso el colesterol es necesario, en particular para los niños.

Las grasas se dividen en:

- **Grasas saturadas**: Se encuentran en estado sólido a temperatura ambiente y son consideradas como 'las grasas malas', ya que cuando se consumen en exceso pueden ocasionar problemas de colesterol y trastornos de circulación. Hay que tener en cuenta que el consumo elevado de este tipo de grasas, junto con el colesterol procedente de la comida, puede ocasionar serios problemas cardíacos, debido al endurecimiento de las arterias (aterosclerosis). Las grasas saturadas proceden de las grasas animales y del aceite de palma y coco. Se encuentran en las carnes grasas y embutidos, en la leche entera y derivados como la mantequilla y los quesos, en los helados, los alimentos procesados, la comida rápida, los aperitivos, los alimentos fritos, las pizzas congeladas, los pasteles, las galletas, etc.

- **Grasas insaturadas**: La mayoría de las grasas insaturadas son aceites, ya que a temperatura ambiente se encuentran en estado líquido. Son grasas beneficiosas para la salud porque regulan el nivel de colesterol y previenen las enfermedades cardiovasculares. Pueden ser:

  o **Grasas poliinsaturadas**: se encuentran en el aceite de girasol, aceite de pescado, aceite de soja, maíz, azafrán, y también en pescados azules como el salmón, el atún, las sardinas. A su vez, las grasas poliinsaturadas se subdividen en distintos tipos, destacando por sus propiedades dos clases omega 3 y omega 6. Las **grasas omega 3** están presentes en multitud de pescados como el salmón, la caballa, la sardina, la trucha, el arenque o las anchoas; y también en semillas de lino, semillas de chía, nueces o almendras. Las **grasas omega 6** las podemos encontrar en las semillas de girasol, el germen de trigo, el sésamo, las nueces, la soja, el maíz y sus aceites. Las grasas omega 3 y omega 6 no pueden ser sintetizadas en el organismo y, por lo tanto, deben ser obtenidos a través de la dieta (ácidos grasos esenciales).

  o **Grasas monoinsaturadas**: presentes en el aceite de oliva, de colza, los frutos secos (pistachos, almendras, avellanas, nueces de macadamia o anacardos), cacahuetes, aguacates y sus aceites.

- **Grasas trans**: estas grasas se producen mediante un proceso químico que se denomina hidrogenación y que consiste en añadir hidrógeno a algunos aceites vegetales. Este procedimiento se emplea con el fin de potenciar el sabor y mejorar la textura de los productos alimenticios, prolongando su vida útil con un bajo coste. Estas grasas son todavía más perjudiciales que las grasas saturadas por lo tanto hay que restringir su consumo. La mayoría de las grasas trans de nuestra alimentación provienen de alimentos procesados preparados con aceites vegetales parcialmente hidrogenados: margarinas, bollería industrial, galletas, patatas fritas y otros snacks... Investigaciones recientes han indicado que este tipo de grasas pueden ser nocivas para la salud, fundamentalmente debido a que elevan el colesterol "malo" (LDL) y los triglicéridos.

Se recomienda un aporte de lípidos en la dieta de entre un 25-30 % de la energía total consumida. En una dieta de unas 2.200 Kcal el aporte de carbohidratos sería en torno a 600 Kcal. Esto supondría un consumo diario de unos 70 gramos de lípidos ya que un gramo grasa aporta unas 9 Kcal. No confundir los gramos de grasa con los gramos de alimento a consumir, por ejemplo, 100 gramos de nueces peladas contiene 62 gramos de grasa.

Se recomienda **repartir el consumo de grasas entre monoinsaturadas y poliinsaturadas**. Es necesario restringir el consumo de grasas saturadas. Indicando que como máximo que el **consumo de grasas saturadas sea un 10% del consumo total diario de grasas**. Se debe restringir el consumo de grasas Trans y si es posible eliminarlas de la dieta ya que no son grasas naturales. El aceite de palma, el de coco y las grasas trans son grasas no saludables ya que suben los niveles de colesterol malo y bajan los del bueno.

En la sociedad occidental normalmente se toma menos omega 3 de lo que se necesita, por lo tanto se recomienda aumentar el consumo de alimentos ricos en omega 3: salmón, caballa, sardina, arenque, trucha, semillas de lino, semillas de chía, nueces, almendras, etc.

La ingesta de grasas (en particular de grasas saturadas y grasas trans) puede reducirse del modo siguiente:

- Modificando la forma de cocinar: separando la parte grasa de la carne.

- Utilizando aceites vegetales (de origen no animal). Excepto aceite de palma o coco que son saturados. Es mejor utilizar aceite de oliva virgen extra que otros aceites vegetales.

- Cociendo los alimentos o cocinándolos al vapor o al horno, en lugar de freírlos.

- Evitando el consumo de alimentos procesados que contengan grasas de tipo trans (bollería, snacks, alimentos preparados, etc.).

- Reduciendo el consumo de alimentos con un contenido alto en grasas saturadas (por ejemplo, queso, helados, carnes grasas).

5.1.1.3. Las Proteínas

Las **proteínas** son grandes moléculas orgánicas constituidas por carbono, oxígeno, hidrógeno, nitrógeno y algunas también por azufre. Constituyen un 20% del cuerpo humano, siendo su presencia imprescindible para el crecimiento en niños y el mantenimiento en adultos, en embarazadas y en la vejez.

La función principal de las proteínas es estructural o plástica, es decir, **nos ayudan a fabricar y regenerar nuestros tejidos**. Es decir, si comparamos nuestro cuerpo con una casa, las proteínas serían los ladrillos, junto con los cimientos y las tejas. No obstante, además de esta función, desempeñan otras como:

- **Energética**: cuando la ingesta de hidratos de carbono y grasas procedentes de la dieta sea insuficiente para cubrir las necesidades energéticas, en caso de un ayuno prolongado, la degradación de proteínas (aminoácidos) cubrirá estas carencias.
- **Reguladora**: hay proteínas, como por ejemplo la insulina o la hormona del crecimiento, implicadas en la regulación de muchos procesos.
- **Transporte**: por ejemplo, la hemoglobina, se encarga de transportar el oxígeno; o la albúmina que transporta ácidos grasos libres.
- **Defensa**: hay proteínas que ayudan a las defensas del cuerpo protegiendo al organismo de ciertos agentes extraños o exterminándolos. Un ejemplo serían las inmunoglobulinas.

A continuación te contamos cuáles son los alimentos que constituyen las mejores fuentes de proteínas:

Alimentos con proteínas de origen vegetal
- Legumbres (lentejas, habas, garbanzos, frijoles...).
- Vegetales de hoja verde (col rizada, espinaca...).
- Nueces y frutos secos (preferiblemente que no sean fritos y tengan poca sal).
- Seitán o carne vegetal, quínoa, algas.

Alimentos con proteínas de origen animal

- Pescados (salmón, arenque, sardinas, trucha, boquerones, anchoas...).

- Huevo: es una buena fuente de proteínas debido a que contiene la albúmina, de excelente calidad, ya que incluye una elevada cantidad de aminoácidos esenciales.

- Leche. Derivados lácteos, queso o yogur.

- Carne magra, pavo y pollo.

Se recomienda un aporte de proteínas en la dieta de entre un 12-15% de la energía total consumida., aunque niños, adolescentes y embarazadas, por ejemplo, necesitan un aporte mayor. En una dieta de unas 2.200 Kcal el aporte de proteínas sería en torno a 300 Kcal. Esto supondría un consumo diario de unos 75 gramos de proteínas ya que un gramo de proteínas aporta unas 4 Kcal. No confundir los gramos de proteínas con los gramos de alimento a consumir, por ejemplo, 100 gramos de sardinas contienen 18 gramos de proteínas.

Las proteínas que aportan al organismo los alimentos de origen vegetal, como las legumbres, son de menor calidad que las proteínas de origen animal porque presentan menos aminoácidos esenciales, algo que se compensa con una mezcla adecuada de proteínas de origen animal y vegetal, o incluso mezclando diferentes proteínas de origen vegetal (como lentejas y arroz). Se recomienda **consumir un 50% de proteína animal, repartido entre carne y pescado, y un 50% de proteína vegetal.**

5.1.1.4. El Alcohol

A nivel calórico, el alcohol produce 7 kilocalorías por gramo sin aportar otros nutrientes, como pueden ser las vitaminas, minerales, etc. Dada esta característica de ausencia de aporte nutricional, a la caloría alcohólica se la denomina 'caloría vacía'.

Un pequeño consumo de alcohol puede ser realizado por personas sanas. No obstante desde este libro NO se recomienda en general su consumo, ya que sus contraindicaciones son muchas y van desde depresión y descoordinación, la mala absorción de nutrientes, la cirrosis, problemas cardíacos, etc.

Se debe por tanto restringir el consumo de alcohol. Para un consumo moderado de personas sanas hay que tener en cuenta el porcentaje de alcohol de las bebidas: cerveza 4%, vino 10%, destilados 40%. Por tanto, las bebidas destiladas serían las peores desde el punto de vista de la salud.

5.1.2. Micronutrientes

Se conocen como **micronutrientes** a las sustancias que el organismo de los seres vivos necesita en pequeñas dosis. Son sustancias indispensables para los diferentes procesos metabólicos de los organismos vivos y sin ellos podrían morir. Desempeñan importantes funciones catalizadoras en el metabolismo como cofactores enzimáticos, al formar parte de la estructura de numerosas enzimas (grupos prostéticos) o al acompañarlas (coenzimas). En los animales engloba las vitaminas y minerales y estos últimos se dividen en minerales y oligoelementos. Estos últimos se necesitan en una dosis aún menor.

Los micronutrientes no siempre necesitan ser aportados diariamente. La vitamina A y D o la B12 pueden almacenarse en el hígado para cubrir las necesidades de periodos superiores al año. De hecho en países pobres se suministra a los niños una pastilla al año que cubre todas sus necesidades de vitamina A en ese periodo, por ejemplo. Idealmente, sería mejor suministrarles una dosis cada 6 meses.

5.1.2.1. Los minerales

Los minerales son sustancias inorgánicas distribuidas ampliamente por la naturaleza y presentes también en los alimentos. Son componentes esenciales para el ser humano, ya que no somos capaces de sintetizarlos en nuestro organismo a partir de otros compuestos y **debemos tomarlos del exterior a través de la alimentación**, con el objetivo de que nuestro organismo funcione correctamente. Se encuentran en nuestro cuerpo formando parte de diversas estructuras como dientes, huesos, sangre, etcétera.

Como resumen general se podría decir que **los minerales poseen una función reguladora**. La mayor parte tienen relación con la obtención de energía a nivel celular, formando parte de reacciones químicas. Muchos **contribuyen al metabolismo de los macronutrientes:** hidratos de carbono, proteínas y grasas. Asimismo forman parte de muchas moléculas: vitaminas, aminoácidos, hormonas, células sanguíneas, etcétera. También es importante la **acción estructural que aportan algunos de los minerales:** calcio, fósforo, magnesio, etc. Por el contrario, hay que remarcar que los minerales no tienen función energética, por lo que no aportan ninguna caloría.

Los minerales que se consideran esenciales en nutrición suman un total de 26. Los que mayor necesidad de consumo tienen y los mejor conocidos son: **calcio, fósforo, magnesio, sodio, potasio, hierro, cinc, yodo, cobre, manganeso y flúor**. Además de estos, hay otros muchos como el cobalto o el estaño con importantes acciones en la maduración de los glóbulos rojos; el vanadio, que contribuye al metabolismo de las grasas; el níquel, relacionado con hormonas; o el silicio, necesario para el crecimiento y renovación de los huesos.

El organismo necesita minerales para realizar diversas funciones vitales, como la formación de huesos o la producción de hormonas. **Una dieta variada y equilibrada es la mejor forma de obtener estos nutrientes**.

Con respecto a los posibles perjuicios por exceso de alguno de estos minerales hay que prestar especial atención al consumo de sal. **El consumo excesivo de sal puede provocar hipertensión** (o favorecerla) y aumentar considerablemente el riesgo de padecer **enfermedades cardíacas** y **accidentes cerebrovasculares** (ACV). Las personas consumen, en promedio, alrededor de 10 gramos de sal al día. Esta cifra es aproximadamente el doble de la cantidad de sal de cualquier procedencia (alimentos procesados, comidas hechas y alimentos preparados en el hogar) recomendada por la OMS (**menos de 5 gramos o menos de una cucharadita al día**). La sal está presente en casi todo lo que comemos, ya sea porque la mayoría de los alimentos procesados o preparados la contienen en cantidades elevadas o porque la añadimos cuando preparamos la comida en casa. También se recomienda que **la sal que se tome que sea yodada**.

Las estrategias para que las personas y las familias reduzcan el consumo de sal consisten, por ejemplo, en:

- Pedir los productos que contengan menos sal en el momento de comprar alimentos preparados. El producto contendrá mucha sal a partir de 1,25 gramos por cada 100 gramos. El producto contendrá poca sal por debajo de 0,25 gramos por cada 100 gramos.

- Quitar de la mesa los saleros y las salsas en frascos a la hora de comer;

- Limitar la cantidad de sal que se añade al cocinar a un máximo diario de un quinto de una cucharadita. No añadir salsa de soja o salsa de pescado al preparar los alimentos;

- Limitar el consumo de productos que contengan mucha sal como por ejemplo aperitivos salados.

- Educar el paladar de los niños y adultos mediante un régimen alimentario constituido principalmente de alimentos no procesados sin sal añadida.

5.1.2.2. Las Vitaminas

Las **vitaminas** son sustancias inorgánicas que están presentes en los alimentos y son imprescindibles para la vida. Su carencia en el organismo de cualquier persona puede desencadenar problemas de salud. Por ello, **debemos tomarlas obligatoriamente del exterior**, ya que nosotros mismos no somos capaces de sintetizarlas a partir de reacciones químicas. Esta regla tiene excepciones, como veremos más adelante, ya que el organismo es capaz de sintetizar cierta cantidad de algunas vitaminas.

Las vitaminas se clasifican en dos grandes grupos atendiendo a su solubilidad en hidrosolubles y liposolubles.

- **Vitaminas hidrosolubles**. Son solubles en elementos acuosos, por lo que es relativamente fácil eliminar su exceso a través de la orina. Pero, este mismo motivo, hace que sea importante mantener su ingesta de manera estable, ya que no se almacenan en el organismo. Las vitaminas hidrosolubles son:
  - **Vitamina C** o ácido ascórbico
  - **Vitaminas del grupo B**: son ocho las vitaminas pertenecientes a este grupo y tienen todas como denominador común participar en reacciones de obtención de energía: Vitamina B1 o tiamina, Vitamina B2 o riboflavina, Vitamina B3 o niacina, Vitamina B5 o ácido pantoténico, Vitamina B6 o piridoxina, Vitamina B8 o biotina, Vitamina B9 o ácido fólico, Vitamina B12 o cianocobalamina

- **Vitaminas liposolubles**. No son solubles en agua, pero sí en grasa. Estas vitaminas, al contrario que las hidrosolubles, sí se almacenan en tejidos grasos del organismo (hígado, tejido adiposo), por lo que pueden generar, llegado el caso, problemas de toxicidad. Es conveniente, por tanto, tomar las cantidades recomendadas, pero no excederlas. Son las siguientes:
  - **Vitamina A o retinol**
  - **Vitamina D o calciferol**
  - **Vitamina E o tocoferol**
  - **Vitamina K**

El organismo necesita vitaminas para realizar diversas funciones vitales. **Una dieta variada y equilibrada es la mejor forma de obtener estos nutrientes**.

5.1.3. El Agua

El agua es el componente principal de nuestro cuerpo, representando las dos terceras partes del mismo. Al nacer, aproximadamente el 75% de nuestro cuerpo es agua y en la edad adulta este porcentaje disminuye hasta aproximadamente el 60%.

Cumple numerosas funciones en nuestro cuerpo, desde la regulación de la temperatura hasta su intervención en numerosos procesos metabólicos.

Es muy importante consumir una cantidad suficiente de agua cada día para el adecuado funcionamiento del organismo y la eliminación de los desechos del metabolismo celular.

Necesitamos unos **tres litros de agua al día como mínimo**, de los que la mitad la obtenemos de la ingesta de alimentos y comidas, y la otra mitad (**aproximadamente de seis a ocho vasos**) los conseguimos mediante bebidas como agua, zumos, infusiones, etcétera. Algunos consejos para aumentar el consumo de agua de una manera fácil y que no suponga un sacrificio pueden ser:

- Acostúmbrate a tomar un vaso de agua por la mañana en ayunas, te hidratarás a la vez que evitas el estreñimiento y activas el metabolismo. Yo siempre me tomo un vaso de agua al levantarme con unas gotas de limón.

- Ten siempre a mano una botella de agua en tu trabajo y procura beber periódicamente de ella.

- Antes de cada comida, aproximadamente media hora, ingiere un vaso de agua, no se te olvidará y como mínimo tomarás tres vasos de agua al día con este truco.

- Por último, existen numerosas aplicaciones móviles que controlan el nivel de agua que ingieres, e incluso puedes establecer unas alertas en tu smartphone para que te avisen cuando toque tomar un vaso de agua.

5.1.4. Resumen de la proporción de nutrientes que debes consumir al día

Te adjunto una tabla con un resumen de los nutrientes que debes consumir diariamente obtenida de las secciones anteriores:

Tipo de nutriente (% calorías diarias)	Alimentos que lo contienen	Recomendaciones
Hidratos de carbono (55-60%)	De absorción lenta: verduras, frutas, legumbres, cereales integrales. Son los que hay que priorizar. De absorción rápida: azúcares (sacarosa, fructosa, glucosa, lactosa). Son los que hay que reducir.	De los hidratos de carbono a consumir priorizar las verduras, frutas, legumbres y cereales integrales. **La OMS recomienda comer un mínimo de cinco piezas o porciones de frutas y verduras al día.** La fruta mejor tomarla entera que en zumo. Estas recomendaciones cubrirán las necesidades de fibra diarias. De la cantidad total de hidratos de carbono diaria, un máximo de un 10% podría consumirse con azúcares, preferentemente consumir los que vengan de forma natural en frutas y verduras y evitar alimentos precocinados con azúcar añadido e ingesta directa de azúcar de mesa.
Grasas (25-30%)	Las grasas monoinsaturadas se encuentran, por ejemplo, en: El aceite de oliva, el aguacate. Las grasas poliinsaturadas se encuentran, por ejemplo, en: salmón, caballa, sardina, arenque, trucha, semillas de lino, semillas de chía, nueces, almendras (todos ellos ricos en omega 3).	**Repartir el consumo de grasas entre monoinsaturadas y poliinsaturadas.** **Aumentar el consumo de productos ricos en omega 3.** **Restringir el consumo de grasas saturadas.** Como máximo que sean un 10% del consumo total diario de grasas. **No tomar grasas trans.**

Tipo de nutriente (% calorías diarias)	Alimentos que lo contienen	Recomendaciones
	Algunos aceites vegetales como el de girasol y soja. Las grasas saturadas se encuentran, por ejemplo, en la mantequilla. Las carnes grasas y embutidos, Los quesos grasos, helados, La leche entera y derivados, los alimentos procesados, la comida rápida, los aperitivos, los alimentos fritos, las pizzas congeladas, los pasteles, las galletas, etc.	
Proteínas (12% - 15%)	Se encuentran en carne, pescado, huevos, legumbres, cereales.	Se puede consumir un 50% de proteína animal, repartido entre carne y pescado, y un 50% de proteína vegetal.
Alcohol (No se recomienda ningún porcentaje)	Bebidas alcohólicas	Se debe restringir el consumo de alcohol. Tener en cuenta el porcentaje de alcohol de las bebidas: cerveza 4%, vino 10%, destilados 40%.
Minerales (No influyen)	Se obtienen de alimentos variados	Una dieta variada y equilibrada es la mejor forma de obtener estos nutrientes. **Restringir el consumo de sal a menos de 5 gramos diarios.**
Vitaminas (No influyen)	Se obtienen de alimentos variados	Una dieta variada y equilibrada es la mejor forma de obtener estos nutrientes.
Agua (No influyen)	Alimentos variados y agua bebida	Tomar de 6 a 8 vasos diarios de agua.

5.2. Un plato con las proporciones de alimentos que necesitas

Ya habrás visto que es un poco complicado esto de calcular las proporciones de carbohidratos, grasas y proteínas que debes consumir diariamente. Una forma de que recuerdes mejor esto, es presentarte un plato de comida con las proporciones de alimentos que necesitas. Aquí te propongo uno: vamos a prepararnos una ensalada de tomates, pepino, pimiento, nueces y sardinas en aceite de oliva. Lo acompañamos con pan integral, bebemos agua y de postre nos tomamos una naranja.

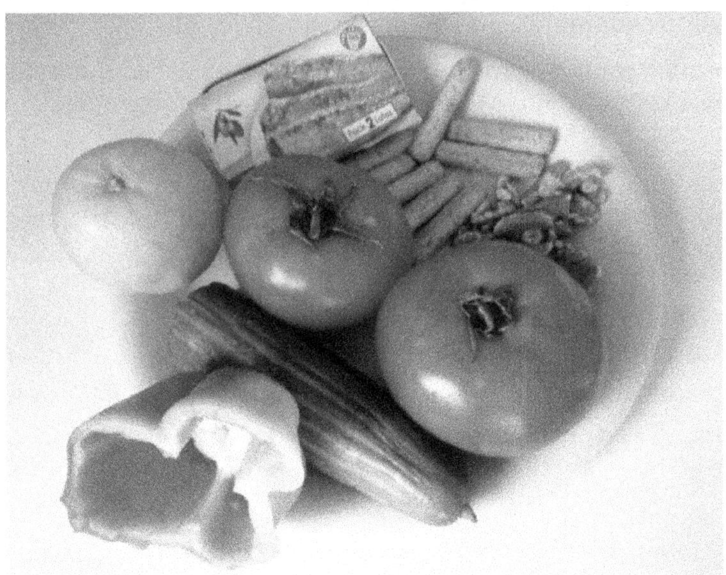

Imagen 5. Plato con las proporciones de alimentos que necesitas

Con este plato conseguimos satisfacer nuestras necesidades nutricionales de macronutrientes y micronutrientes, ya que:

- La mitad de los alimentos de nuestro plato son vegetales (tomate, pepino, pimiento) y fruta (naranja), aportando hidratos de carbono, fibra, vitaminas y minerales. Hay muchos expertos nutricionales que ya reclaman que al menos un 50% de nuestra alimentación debería estar basada en vegetales y frutas.

- El pan integral de nuestro plato nos aporta más hidratos de carbono, fibra, proteínas saludables, vitaminas y minerales.

- Las sardinas nos aportan proteínas saludables. El aceite de oliva en el que se conservan las sardinas nos sirve para aliñar la ensalada y nos aporta una grasa saludable. La espina de la sardina es también una buena fuente de calcio.

- Las nueces nos aportan grasas saludables ricas en omega 3, proteínas saludables, hidratos de carbono y minerales.

Cada vez que vayas a prepararte un plato o una comida ten presente estas proporciones de tipos de alimentos para buscar que sea una comida saludable.

5.3. La alimentación comienza en el mercado

Un primer consejo para comer comida más saludable sería el siguiente:

> *Come comida real; comida que nuestros antepasados, 10.000 años atrás, habrían reconocido como comida.*

Una buena forma de asegurar esto es adquirir alimentos que no vengan en un paquete, ni incluyan una etiqueta nutricional. Si lo que vas a comer requiere una etiqueta, debe hacerte sospechar que puedes estar frente a un pseudo-alimento. Un pescado, un trozo de carne, una berenjena, o una manzana no necesitan una lista de ingredientes.

Pero como al final nos va a ser muy difícil seguir el consejo anterior, al menos debemos saber leer las etiquetas que acompañen a algunos de los alimentos que consumimos. En esta sección vamos a ver cómo interpretar dichas etiquetas.

5.3.1. ¿Qué nos dicen las etiquetas de los productos que compramos?

En casi todos los casos las etiquetas incluyen la siguiente información.

Información Nutricional	
Tamaño de la Porción 25 g (10 unidades)	
Porciones por empaque: 2	
Cantidad por Porción	
Energía Total: 388 KJ (93 kcal)	
Energía de la Grasa: 66 kJ (16 kcal)	
	% Valor Diario
Grasa Total 2 g	3%
Grasa Saturada 1 g	5%
Grasa Trans 0 g	
Colesterol 0 mg	0%
Sodio 58 mg	3%
Carbohidratos Totales 17 g	6%
Fibra Dietética 2 g	7%
Azúcares Totales 6 g	
Proteína 2 g	
Potasio: 38 mg	1%
Calcio: 7 mg	1%
Hierro 1 mg	7%
*Los porcentajes de valores diarios están basados en una dieta de 2,000 calorías. Sus valores diarios pueden ser altos o bajos dependiendo de su requerimiento calórico.	

Imagen 6. Ejemplo de una etiqueta nutricional.

- **Tamaño de la porción**: Es un dato que define el fabricante, dando una 'recomendación' de lo que debería ser una ración del producto, ya que un envase puede contener múltiples porciones. En el envase indica que una porción lo constituyen 10 unidades que pesan 25g, si comieras 100g del producto (40 porciones) tendrías que multiplicar por 4 los valores de todos los componentes de la etiqueta para calcular lo que estás ingiriendo. Es muy importante conocer el tamaño de las porciones: es la manera de saber con seguridad cuántas calorías y nutrientes estás comiendo.

- **Valor energético (calorías):** Sin duda las calorías importan, pero contar sólo calorías tiene muchas limitaciones. Mira más los nutrientes y menos las calorías. En vez de preguntar si algo engorda, pregunta si alimenta. En el envase indica que una porción tiene 93 Kcal (100g del producto tendrían 372 Kcal). Hay que referenciarlas a las calorías diarias que debes tomar (de 2000 a 2500 Kcal para hombres y 1500 a 2000 Kcal para mujeres).

- **Porcentaje del valor diario recomendado (%):** Esta sección te dice cómo los nutrientes en una porción de alimento contribuyen a tu dieta diaria total. Úsala para escoger los alimentos que son altos en los nutrientes que debes comer más y bajos en los nutrientes que debe comer menos (un 5% o menos es bajo, 20% o más es alto). Usar la información de % de VD puede ayudarte a "lograr un balance" durante el día. Por ejemplo: Si de almuerzo te comes uno de tus alimentos favoritos alto en sodio, un "nutriente que debes consumir en menores cantidades", entonces para la cena debes escoger alimentos más bajos en sodio.

- **Grasas**: En una porción de 25g se indica que hay 2 gramos de grasas, individualizando las grasas saturadas y las grasas trans. Si puedes elegir, opta por alimentos que no tengan grasas saturadas ni grasas trans.

- **Colesterol**: Otro elemento injustamente satanizado por la comunidad médica. Nuestro cuerpo produce colesterol porque lo necesita, no para auto-provocarse un ataque al corazón. Si consumes más en tu alimentación, tu cuerpo generará menos, y al revés. No hay relación entre el consumo de huevos por ejemplo y las enfermedades coronarias, más bien al revés.

- **Sodio**: Si bien no debes preocuparte mucho del sodio natural de los alimentos, el uso excesivo de sal por los fabricantes, haciendo así los productos más estimulantes al paladar, sí es peligroso. Es una de las razones por las que hay que reducir el consumo de productos procesados.

- **Carbohidratos**: En una porción de 25g se indica que hay 17 gramos de carbohidratos. Es un dato relevante, pero lo más importante es su procedencia. Es muy diferente el carbohidrato del azúcar añadido en un producto procesado, que el carbohidrato en una zanahoria o patata (y por eso estos últimos no necesitan una etiqueta nutricional).

- **Azúcares**: En una porción de 25g se indica que hay 6 gramos de azúcar. Esta es una proporción alta por lo tanto no se puede tomar mucho de este alimento. El azúcar en los ingredientes se indica como fructosa, dextrosa, glucosa, lactosa, galactosa (casi cualquier cosa terminada en -osa es azúcar), maltodextrina, melaza, jarabe de maíz, jarabe de maíz de alta fructosa, azúcar pulverizada, maíz dulce, azúcar invertida, jarabe de arce, almíbar, jugo de caña... cualquiera de estos nombres es equivalente a azúcar (o peor).

- **Fibra**: En una porción de 25g (93 Kcal) se indica que hay 2 gramos de fibra. Asegúrate de que haya por lo menos una media de 2 gramos de fibra por cada 100 Kcal (Si hay más, ¡mejor!). No es lo mismo la fibra presente en los alimentos de manera natural que la añadida artificialmente para poder promocionar el producto como 'alto en fibra'. Si ves palabras como polidextrosa, inulina o oligofructosa en los ingredientes, es fibra añadida. No quiere decir que esta fibra añadida sea mala, pero vigila que no la utilicen para enmascarar un pseudoalimento.

- **Proteínas**: En una porción de 25g se indica que hay 2 gramos de proteínas. Esas proteínas hay que referenciarlas a las proteínas diarias que hay que tomar. Por ejemplo, una mujer de entre 20 y 40 años debe tomar de 60 a 80 gramos de proteínas al día.

- **Minerales y vitaminas**: se indican las proporciones de estos micronutrientes y el porcentaje del valor diario en una ración.

- **Ingredientes**: A pesar de que suelen aparecer al final de la etiqueta, y casi nadie lo mira, ES MUY IMPORTANTE.

Limita el consumo de estos nutrientes: Comer demasiada grasa (especialmente grasas saturadas y grasas trans), azúcar (especialmente los añadidos), colesterol, sal y alcohol puede aumentar tu riesgo de contraer ciertas enfermedades crónicas, como las enfermedades cardiacas, algunos cánceres y la presión arterial alta. **Procura consumir estos nutrientes:** Normalmente no tomamos suficiente fibra, vitamina A, vitamina C, calcio y potasio. Estos nutrientes son esenciales para que continúes sintiéndote fuerte y saludable. Un consumo adecuado de estos nutrientes puede mejorar tu salud y ayudarte a reducir el riesgo de contraer ciertas enfermedades.

Además de los nutrientes, hay que fijarse en los ingredientes del producto para tener una visión completa de la calidad nutricional del alimento.

El siguiente producto de bollería industrial, por ejemplo, no es un alimento saludable por su porcentaje de grasas saturadas (20%), por su porcentaje de azúcares (18%) y por sus ingredientes que le convierten en un alimento muy procesado.

PRODUCTO DE BOLLERÍA FRITA DESCONGELADO. INGREDIENTES: Harina de **trigo**, cobertura de cacao 26% [aceites y grasas vegetales (nuez de coco, palma, palmiste, refinado de girasol), azúcar, cacao desgrasado en polvo (3,9%), **leche** entera en polvo, dextrosa, emulgente (lecitina de **soja**), estabilizante (E492), aroma, vainillina], aceites y grasas vegetales refinadas (palma, girasol), agua, **huevo** líquido pasteurizado, azúcar, emulgentes (E471, E475, E481, E472e), levadura, **gluten** de **trigo**, sal, espesantes (E466, E412), dextrosa, **lactosa**, gasificantes (E450i, E500ii), aroma, enzimas, colorante (E160a), antioxidantes (E330, E306, E304). Trazas de frutos de cáscara. Conservar en lugar fresco, seco y no expuesto a la luz solar. Una vez descongelado, no volver a congelar.

INFORMACIÓN NUTRICIONAL	por 100g	*por unidad de 60g
VALOR ENERGÉTICO	1881 kJ 452 Kcal	1128 kJ 271 Kcal
GRASAS	30 g	18 g
de las cuales saturadas	20 g	12 g
de las cuales monoinsaturadas	7,9 g	4,7 g
de las cuales poliinsaturadas	2,2 g	1,3 g
HIDRATOS DE CARBONO	37 g	22 g
de los cuales azúcares	18 g	11 g
FIBRA ALIMENTARIA	2,0 g	1,2 g
PROTEÍNAS	7,4 g	4,4 g
SAL	0,75 g	0,45 g

*Este envase contiene 4 unidades.

Imagen 7. Etiqueta nutricional de un producto de bollería industrial.

El siguiente producto de tomate triturado, por ejemplo, parece un alimento nutricionalmente más saludable principalmente por su composición que es básicamente tomate triturado con un poco de sal y ácido cítrico. Puede salvarnos de un apuro si no tenemos tiempo de prepararnos nuestro tomate triturado. También puede utilizarse como base para hacer un tomate frito con aceite de oliva extra y cualquier vegetal que queramos añadir en vez de comprar un tomate frito más procesado.

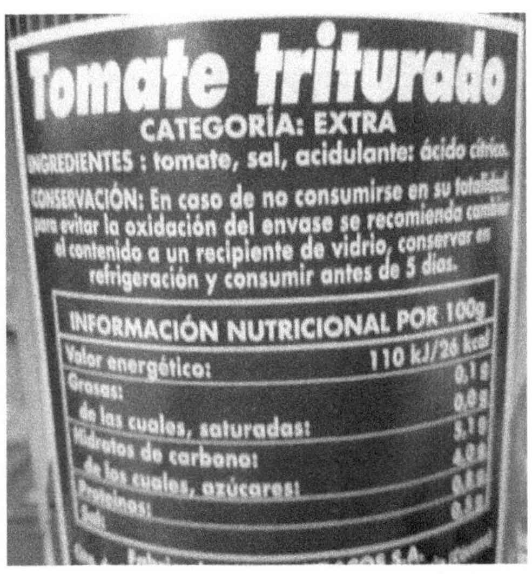

Imagen 8. Etiqueta nutricional de un bote de tomate triturado.

5.3.2. ¿Pero qué debemos comprar en el supermercado?

Para no equivocarnos con respecto a la calidad de los alimentos desde el punto de vista de la salud, **lo mejor es comprar alimentos sin elaborar:**

* Es conveniente que compres y consumas con mucha frecuencia: vegetales, verduras, hortalizas y fruta.
* Las grasas que consumas que sean de calidad: aceite de oliva virgen extra, frutos secos o pescados azules.
* Las proteínas que consumas que sean de calidad: legumbres, huevos, pescado sin procesar, carne sin procesar (consumo limitado), productos lácteos (consumo limitado).
* Puedes comprar adicionalmente alimentos con cereales integrales y tubérculos.

No obstante, en los casos que nos veamos obligados a comprar alimentos industriales hay que fijarse en la calidad de los ingredientes y su aporte nutricional. Los alimentos industriales que no son una mala opción por sus ingredientes son por ejemplo: gazpacho envasado, conservas de pescado en aceite de oliva, pescado congelado, conservas de vegetales o legumbres, tomate triturado (en vez de tomate frito) o yogur natural sin azúcar.

Debes restringir (o incluso eliminar) el consumo de productos muy procesados o con mala calidad nutricional: bollería industrial, snacks, bebidas gaseosas azucaradas, productos precocinados, embutidos, bebidas alcohólicas, productos elaborados con harinas refinadas, etc.

5.4. Un resumen de recomendaciones nutricionales

Una correcta alimentación, equilibrada y variada, acompañada de unos hábitos de vida saludables, es la receta ideal para conseguir un buen estado de salud.

A continuación indicamos unos consejos básicos que te ayudarán a conseguir una alimentación realmente saludable, mejorando así tu salud.

1) Realizar cinco comidas al día repartiendo entre ellas las calorías diarias que debemos tomar (de 2000 a 2500 Kcal para hombres y 1500 a 2000 Kcal para mujeres). Muchas personas creen que para 'mantener la línea' o bajar de peso lo mejor es dejar de comer en algunos de los momentos del día o evitar la cena o el desayuno, lo cierto es que, con saltearse alguna de la comidas, no se logran los resultados esperados. Nuestro cuerpo, si todos los días a una cierta hora nota que le falta energía, economiza, gasta menos y almacena el sobrante; y esos resultados se ven alrededor del abdomen, en la grasa abdominal. Por lo tanto cuando necesitemos bajar de peso es mucho mejor disminuir la cantidad de alimentos que se comen que saltear alguna comida. Si distribuimos la energía a lo largo del día en cinco comidas nuestro metabolismo se mantiene estable y no van a existir excesos de Kcal para almacenar.

2) Comer gran variedad de alimentos saludables. El consumo de alimentos saludables variados asegura la correcta incorporación de vitaminas y minerales. **No olvidemos las bondades de la dieta mediterránea** (verdura, legumbres, fruta, cereales y pescado, grasas no saturadas –aceite de oliva virgen extra– y poca carne) para prevenir las enfermedades cardiovasculares y ciertos tipos de cánceres.

3) Tratar de mantener el peso ideal. A la persona se le debe determinar la proporción de grasa que contiene su cuerpo para conocer su peso ideal. Por ello siempre se recomienda que visite a su médico o nutricionista.

4) Evitar los excesos de grasa saturada. La hipercolesterolemia (tasa alta de colesterol en sangre) se va adquiriendo, en la mayoría de los casos a temprana edad. Para evitarla se recomienda:

- Escoger carnes magras en vez de grasas
- Comer pescados y aves
- Cocinar a la plancha, brasa, horno o hervir los alimentos en lugar de freírlos.
- Reducir el consumo de alimentos fritos, rebozados o cocinados con excesiva grasa.
- Se puede consumir aceites vegetales (preferentemente aceite de oliva virgen extra)
- Limitar el consumo de manteca o margarina.
- Consumir lácteos descremados
- Procurar consumir diariamente alguna porción de pescado, aunque sea enlatado.
- Consumir, en lo posible diariamente, salvado de avena..

5) Comer alimentos con suficiente fibra vegetal. Elegir alimentos que sean fuente de fibras vegetales y ricos en hidratos de carbono complejos

- Verduras
- Ensaladas
- Frutas
- Cereales integrales y legumbres

6) Limitar el consumo de azúcar.

7) Limitar el consumo de bebidas alcohólicas.

8) Evitar el exceso de sal. Tan sólo después de haber realizado un esfuerzo físico está justificado ingerir alimentos salados.

9) Que el consumo de proteínas no sobrepase el 20% de las calorías diarias. A su vez, el contenido de proteínas animales no debe sobrepasar la mitad de las proteínas ingeridas diariamente.

10) Realizar actividad física acorde a tu físico, edad y preferencias. Según sea tu edad, tus gustos, tu condición física, tu trabajo, tu disponibilidad de horarios, realiza algún tipo de actividad física. Realiza ejercicio físico de manera habitual y prueba a cambiar ciertos hábitos que hacen nuestra vida más sedentaria; sube por las escaleras en lugar de en ascensor o bájate una parada antes del autobús o el metro y llega a casa dando un paseo.

11) Tener en cuenta los requerimientos diarios de vitaminas y minerales. No te excedas ni suprimas categorías de alimentos. Respeta los requerimientos de vitaminas y minerales que tu cuerpo tiene.

12) Beber entre 1,5 y 2 litros de agua al día.

13) Comer sentado y en compañía, despacio y masticando bien los alimentos.

6. Cuida tu mente

La realización de una actividad física frecuente junto con una dieta adecuada, son unas potentes herramientas preventivas y terapéuticas para el cuidado de tu salud. En los dos capítulos anteriores hemos tratado las recomendaciones para establecer los hábitos de la realización frecuente de un ejercicio físico y una dieta saludable.

Si bien este programa no ha establecido como uno de los objetivos el modificar los aspectos necesarios en tu mente para conseguir un cuidado de salud completo, **incluiré en este capítulo algunas recomendaciones para establecer unos hábitos saludables para tu mente**.

Esto lo considero necesario por dos motivos:

- **Los cambios necesarios para mejorar nuestra alimentación y para establecer un hábito de realización de ejercicio deben ir acompañados de unos cambios mentales equivalentes**. En caso contrario no conseguiremos que dichos cambios sean permanentes, y haremos cierto el dicho de que *"Lo difícil no es llegar sino mantenerse"*.

- Hay aspectos específicos relacionados con el cuidado de nuestra mente que deben ser abordados para un cuidado integral de nuestra salud. **La ansiedad, el estrés y la depresión** actúan sobre distintas hormonas, provocando cambios en nuestro organismo, que nos hacen más sensibles al dolor e **influyen en el desarrollo de distintas enfermedades**, por ejemplo: hipertensión, distintas enfermedades coronarias, el asma, el cáncer, las úlceras de estómago, el síndrome del intestino irritable, cefaleas, dolores crónicos, contracturas musculares, impotencia, etc.

La información de este capítulo ha sido extraída del libro **"Dirige tu vida"** (Autor: *Virgilio Postigo Cubo*. ISBN 13 asignado por Amazon: *9781978143050*) que puedes adquirir en *www.amazon.com*.

6.1. Quiérete mucho

Si la vida en general, y la existencia de nuestra especie en particular ha sido un gran milagro, el hecho de que tú lector, existas ahora, es un pequeño milagro. Si tus padres no se hubieran conocido, o no se hubieran unido justo cuando lo hicieron, en ese preciso segundo, tú no estarías aquí. Algunos dirán que estás aquí por casualidad, y otros que has sido creado por Dios con un fin. Pero independientemente de cómo o por qué hayas venido hasta aquí, lo que no hay duda es que tú eres un pequeño milagro, alguien diferente a todas las demás personas, con sus propios sueños y sentimientos. **Tú eres una persona valiosa por sí misma**.

Aprende a aceptarte y a quererte. Si no te quieres a ti mismo, no será suficiente que otras personas te quieran, siempre habrá un vacío que no podrás llenar. No podrás querer a los demás hasta que no te quieras a ti mismo. Esta aceptación de ti mismo será el punto de partida desde donde podrás construir todas las cosas que merezcan la pena de tu vida: tus relaciones, tus objetivos, etc. Esta aceptación de ti mismo será el punto de partida desde donde podrás cambiar todas las cosas de ti mismo que quieras mejorar.

¿Qué relación tiene el quererte a ti mismo con el cuidado de tu salud? Si te convences que eres una persona valiosa, enseguida te darás cuenta que el cuidado de tu salud es muy importante, y por tanto los esfuerzos que tengas que hacer para realizar cambios nutricionales o para practicar un ejercicio te parecerá que merecen la pena ya que son en beneficio de tu salud.

Toda la teoría del universo está dirigida infaliblemente

Hacia un solo individuo, y ése eres tú . - Walt Whitman

6.2. Toma el control de tu vida y persigue tus objetivos (¿la salud es uno de ellos?)

Has recibido un regalo muy valioso que es el regalo de la vida, el regalo de tu existencia, pero este regalo no serviría de nada si no tuvieras sueños, proyectos u objetivos a los que dedicar tu vida. Sin objetivos no aprovecharás todas tus potencialidades, ni disfrutarás completamente de la vida, ni realizarás nada importante. **Desde este libro te animo a que uno de los objetivos que te propongas sea el cuidado de tu salud.**

Debes aceptar que la responsabilidad del cuidado de tu salud es sólo tuya, no es ni de tu médico, ni de tu pareja, ni de tu familia o cualquier otra persona en la que estés pensando. La responsabilidad es aquello que nos permite tomar el control sobre nuestras vidas para actuar en un sentido u otro, en definitiva **la libertad nos da opciones, pero es la responsabilidad la que nos dice que somos nosotros los que debemos analizar las opciones, elegir una y realizarla.**

Cuando asumas la responsabilidad de tu vida podrás darte cuenta de lo maravilloso que es el no sentirse víctimas de nada ni de nadie. Es mucho más fácil construir tu camino si asumes que la responsabilidad es tuya, que en último término todo depende de ti y no de otros factores ajenos. Dirigir nuestras vidas significa dejar de gastar nuestras energías reaccionando ante los acontecimientos y problemas que nos suceden y caminar directamente hacia nuestros objetivos y metas.

Nosotros no elegimos nacer en el mundo y tampoco que algún día tengamos que morir. Sin embargo, en el período que hay entre esos dos hechos podemos elegir multitud de cosas: nuestras carreras, nuestros amigos, nuestra religión, nuestras aficiones y el lugar donde vivir. **Y lo que es más importante, podemos elegir nuestra actitud, nuestros valores y creencias, el tipo de persona en que nos queremos convertir,** el cómo nos vamos a enfrentar a la adversidad y los sueños que queremos realizar en la vida.

¿Qué relación tiene el perseguir tus objetivos con el cuidado de tu salud? El cuidado de tu salud, que es el propósito principal de este libro, es uno de los objetivos más importantes que te puedes proponer. **Te animo a incorporar el cuidado de tu salud dentro de tu lista de objetivos**. Aparte de este objetivo, seguro que tú tienes otros objetivos muy interesantes que querrás conseguir y para ello tienes que tomar el control de tu vida y perseguirlos. Tú has recibido el más valioso de los regalos, el regalo de la vida ¿Qué vas a hacer tú con el regalo de la vida?

> *Creo firmemente que nosotros somos algo más que la combinación de nuestros genes y nuestras circunstancias. Creo que tenemos la capacidad de dirigir nuestra vida en función de las elecciones que hagamos. Virgilio (ese soy yo)*

6.3. Sé agradecido

Te propongo un reto. Intenta pasar veinticuatro horas sin quejarte de nada. Tienes que estar atento a las quejas que emitas ya que algunos de nuestros comportamientos están tan automatizados que a veces te quejarás sin darte cuenta. Por ejemplo: que mal tiempo hace, ya se me ha vuelto a escapar el autobús, ya me ha vuelto a dar más trabajo mi jefe, etc. No te preocupes si no puedes contenerte y te quejas de algo, si esto ocurre **apunta aquellas quejas que se te "escapen" a lo largo de ese día en una hoja**. Bueno ya ha pasado este día ¿se te ha hecho largo el día? ¿Te has quejado mucho? Si es así espero que no se te haya olvidado apuntar todas estas quejas.

Ahora te propongo un segundo ejercicio que es **escribir en una hoja todas las cosas por las que estás agradecido**. Si no sabes por dónde empezar, te doy algunos ejemplos que te pueden orientar:
- Puedes estar agradecido por las relaciones que has cultivado. Puedes nombrar a todas las personas de las que estás agradecido de conocer: miembros de tu familia, amigos, etc.

- Puedes estar agradecido por cosas materiales o profesionales: tener un trabajo, tener una casa, etc.

- Puedes estar agradecido por tener salud. Ya se sabe que la salud es aquello que valoramos sólo cuando nos falta

- Puedes estar agradecido por cosas espirituales o inmateriales. Estar vivo, tener capacidad de elección, tener talento, tener fe, etc.

Ahora compara la lista de quejas con la de agradecimientos ¿qué es lo que ves? El ejercicio de proponerte pasar un día sin quejarte, y no obstante apuntar las quejas que no pudiste evitar, tenía como objetivo que te dieras cuenta de lo mucho que nos quejamos a lo largo del día y que muchas veces nos quejamos por cosas estúpidas. El ejercicio de comparar la lista de quejas con la lista de agradecimientos, tenía como objetivo que **apreciaras el valor de las cosas que tienes a tu alcance.**

Es mejor utilizar tu tiempo para agradecer lo que tienes que para quejarte de lo que te falta. Ya que ser capaz de apreciar lo que tenemos es una de las claves para la plena realización personal. Lo cual no quiere decir que no desees tener otras cosas adicionales a las que tienes ahora: unos estudios, una casa, una pareja, etc. Sino que comiences primero por agradecer lo que tienes y construyas sobre eso lo demás. No sé qué cosas por las que estar agradecido habrás identificado. En mi caso se me ocurren unas cuantas: el regalo de la vida, la libertad de elección, las personas especiales con las que me relaciono, una buena salud, la educación recibida, la posibilidad de seguir aprendiendo cosas nuevas, el tener un trabajo, el tener todas las necesidades elementales cubiertas y podría seguir escribiendo durante un buen rato.

Si estás de acuerdo con que hay que ser agradecido, **no se te olvide expresar con mayor frecuencia tu aprecio y agradecimiento a todas las personas especiales que hay en tu vida**. Lamentablemente, nos es más sencillo juzgar o criticar a las personas que agradecerles todo aquello que nos han aportado. No dejes escapar cualquier ocasión en la que se te da la oportunidad de expresar tu agradecimiento. Y si hay cosas que no te gustan, no te quejes de ellas... *cámbialas.*

¿Qué relación tiene el ser agradecido con el cuidado de tu salud? El ser agradecido hará que tengas una mayor paz interior y mejorará tus relaciones con los demás, aspectos que sin duda influirán positivamente en el cuidado de tu salud.

> *Si un hombre no está agradecido por lo que tiene, es probable que*
>
> *no sea agradecido por lo que tendrá. -Frank A. Clark*

6.4. Cultiva tus principios y valores

La persona que tiene principios y valores es capaz, por ejemplo, de no comer algo que no le conviene, aunque le apetezca mucho, o de trabajar cuando está cansado, o de no enfadarse por una minucia; logra que, en su actuación, predominen sus principios sobre lo que le digan los demás, o incluso sobre sus propias emociones. **Quien no tiene principios**, en cambio, **es incapaz** - también hasta cierto punto - **de hacer lo que quiere**. Decide, pero no cumple, no consigue llevar a cabo lo que se propone.

Así resulta que la persona que tiene principios y valores es mucho más libre que la que no las tiene. Es capaz de hacer lo que quiere -lo que decide-, mientras que la otra es incapaz. Quien no tiene virtudes no decide por sí mismo, sino que algo decide por él: quizá hace "lo que le viene en gana". Pero "la gana" no es lo mismo que la libertad. La gana es una veleta que necesariamente se orienta hacia donde sopla el viento. El perezoso puede tener la impresión de que no realiza su trabajo porque "no le apetece" o "no le da la gana" y hacer de esto un gesto de libertad, pero en realidad es una esclavitud. Si no trabaja en ese momento, no es por ejercitar su libertad, sino precisamente porque "no es capaz" de trabajar. Y la prueba de esto es que "las ganas" se orientan con una sorprendente constancia siempre en el mismo sentido. A la persona que se ha acostumbrado a comer demasiado, "sus ganas" le inclinan una y otra vez, un día tras otro, a comer más de lo debido, pero raramente a guardar un día de ayuno. Y al que es perezoso, le llevan a abandonar un día tras otro su trabajo, pero raramente a realizar un sacrificio extraordinario.

Es importante cultivar nuestros principios y valores ya que éstos nos permitirán:

- Conformar nuestro carácter y el de la sociedad en la que vivimos

- Disponer de herramientas que nos permitirán ser más felices y enfrentarnos mejor a las dificultades de la vida

- Crecer como personas y ser más libres.

- Proporcionarnos energía en nuestra actividad diaria

- Poder definir nuestros objetivos, y en definitiva poder dirigir nuestra vida. Ya que la elección de tus misiones y objetivos dependerá mucho de los principios y valores que cultives a lo largo de tu vida

Es conveniente saber que las diferentes tradiciones filosóficas o religiosas coinciden en identificar unos **principios o valores que son universales y que debería cultivar el ser humano**. Podríamos clasificar esos principios o virtudes como pertenecientes a uno de los siguientes grupos:

- **La sabiduría y el conocimiento**. Para potenciar la sabiduría y el conocimiento: Puedes elaborar una lista de temas que te interesen y dedicar tiempo a ellos: aprender inglés, leer libros de historia universal, apuntarte en un curso de cine, etc. La sabiduría te da la capacidad de filtrar los mensajes estereotipados o sesgados que te da la sociedad en general y los medios de comunicación en particular y procurar formar tus propias opiniones. Cuando te enfrentes a un problema ten la mente abierta para encontrar soluciones no convencionales. Acepta que todas las personas son diferentes y que deberás ser flexible para poder adaptarte a cada estilo de comunicación o cada rango de sentimientos de cada persona con la que te encuentres. Procura ver las cosas desde una perspectiva general, teniendo en cuenta las diferentes partes o puntos de vista en vez de concentrarte en una visión parcial. Sólo desde una visión general se tendrá una visión de los temas en su conjunto y se podrán tomar decisiones sabias. Por ejemplo, en el caso del cuidado de tu salud formarte en temas de nutrición sin duda te será de gran ayuda para tomar las decisiones correctas al decidir que alimentos saludables debes consumir y que alimentos no saludables debes restringir o eliminar.

- **El valor**. Para potenciar el valor entrena la fuerza de voluntad y la perseverancia. Practica la integridad, actúa de acuerdo a tus pensamientos. Detecta en que ocasiones te ves obligado a decir mentiras y piensa como puedes actuar de otra forma que no te obligue a engañar a los demás. **Decide enfrentarte a los problemas que surjan en vez de intentar evitarlos**. En algunos casos estos problemas acarrearán dolor, pero éste será un dolor que servirá para que aprendamos, no hay nada peor que tener miedo al dolor en vez de afrontarlo. El evitar los problemas casi siempre consume más energía que el afrontarlos, y ocasionará que nos refugiemos en un mundo de fantasías que nos alejará de la realidad. Como decía Carl Jung: "La neurosis es siempre un sustituto de los sufrimientos verdaderos". Las personas que tienen una actitud positiva suelen ver los problemas como una oportunidad de aprender o de mejorar las cosas, y esta estrategia casi siempre les da resultado. Acepta la responsabilidad de los problemas antes de resolverlos y sustituye la palabra problema por la palabra oportunidad. Detecta prácticas con las que no estés de acuerdo (injusticias, discriminaciones, comportamientos corruptos, etc.) y enfréntate a ellas con inteligencia. Un buen ejemplo de valor relacionado con el cuidado de la salud es el de aquellos nutricionistas que comunican a la sociedad cuales alimentos son saludables y cuales no, enfrentándose en muchos casos a las presiones de multinacionales que fabrican productos no saludables y no desean que esta información trascienda porque descenderían sus ventas.

- **El amor y la humanidad**. Para potenciar el amor y la humanidad aprende a reconocer las diferencias de cada persona, a valorarlas y a comunicarte con cada uno de acuerdo a su estilo de comunicación. ¿Ayudas voluntariamente a tus vecinos o compañeros de trabajo? Este es el momento de hacerlo. Identifica algunas cosas que haces o sabes que puede ser de utilidad para otras personas y comunícaselo. Colabora con tus compañeros de trabajo en vez de competir contra ellos. El trabajo en equipo ayuda a buscar áreas de colaboración. Apúntate a proyectos donde puedas trabajar en equipo. Apúntate a alguna actividad social de ayuda a los demás como una ONG. Ten en cuenta que tan importante como amar es dejarse amar, no pongas barreras a las manifestaciones de amor hacia ti y acéptalas. Olvídate del mito del amor romántico. Una definición que me gusta del amor es la siguiente: "El amor es la voluntad de extender los límites del propio yo, con el fin de impulsar el desarrollo espiritual propio o ajeno". Toda verdadera relación de amor es una relación disciplinada. Si realmente amo a otra persona, dirigiré mi conducta de tal modo que contribuya lo máximo posible a su desarrollo espiritual.

- **La justicia**. Para potenciar la justicia: Procura recompensar a la gente por el trabajo desarrollado y no por lo bien que te caigan. En un trabajo en grupo asegúrate de que cada uno realiza su parte. No permitas que se aprovechen de ti o de los demás.

- **La templanza**. Para potenciar la templanza exponte a situaciones donde puedas practicar el autocontrol. Procura por ejemplo interactuar con gente con la que no te llevas bien y prueba a transformar esas emociones negativas en otras positivas. Quizás mejores esas relaciones o en el peor de los casos al menos habrás practicado el control de tus emociones. No te alegres demasiado por los triunfos ni te entristezcas demasiado por los fracasos. Estamos en este mundo para disfrutar y aprender, no para dejar que las emociones nos dominen. Pospón la satisfacción y oriéntate a objetivos a largo plazo más que a corto plazo. Identifica alguna cosa que te moleste y exponte a ella para observar tu enfado y procurar controlarlo.

- **La espiritualidad y la trascendencia**. Para potenciar la trascendencia. Disfruta de todo aquello que te emocione: la naturaleza, la música, la pintura, etc. Agradece y valora todo aquello que tienes. Muestra gratitud también hacia las personas. Perdona las ofensas que te hacen. Procura ver siempre el lado bueno de las cosas. Identifica tus objetivos o propósitos en la vida y persíguelos. Implícate por completo en las cosas que haces.

Al igual que podemos potenciar nuestro cuerpo a través del entrenamiento físico, también **podemos potenciar nuestros principios y valores a base de practicar hábitos correctos**.

¿Qué relación tiene el cultivar tus principios y valores con el cuidado de tu salud? El cultivar tus principios y valores te dará la fortaleza necesaria para todas las actividades necesarias para el cuidado de tu salud: no comer algo que no te conviene aunque le apetezca mucho, hacer ejercicio aunque estés cansado, etc. Siempre va a ser más saludable para ti el actuar según unos principios y valores que de acuerdo a las emociones.

> *Los valores son la energía que te permitirá afrontar con éxito tus objetivos. - Virgilio*

6.5. Entrena tu fuerza de voluntad

En este libro te invitamos a que adquieras el hábito de realizar un ejercicio frecuente y de alimentarte saludablemente. Adquirir estos nuevos hábitos requiere de un esfuerzo continuado por tu parte. Dicho esfuerzo sólo se podrá realizar gracias a tu deseo por conseguir tus objetivos de salud y a tu fuerza de voluntad para ejecutar las acciones necesarias para conseguirlos.

La fuerza de voluntad es como un músculo y se puede entrenar. Puedes hacer diferentes cosas para aumentar tu fuerza de voluntad:

- **Pospón la satisfacción**: realiza el lunes los trabajos más pesados de la semana, si dedicas el primer día a hacer la parte más desagradable del trabajo después tendrás el resto de la semana para realizar los trabajos que más te agraden. Trabaja lo necesario entre semana para tener libre el fin de semana para las actividades de ocio que te interesan. Estudia duro durante el curso para tener después unas merecidas vacaciones. Es más satisfactorio realizar el trabajo duro primero y al final obtener el premio, que disfrutar ahora y pagar después, pero exige una disciplina que hay que entrenar.

- **Dedica tiempo a entrenar tu cuerpo**, hacer ejercicio dos o tres días a la semana te harán estar fuerte y pondrán a prueba tu fuerza de voluntad. Utiliza tu fuerza de voluntad para eliminar hábitos nocivos para tu cuerpo como el fumar.

- **Si necesitas perder peso utiliza tu fuerza de voluntad para modificar tus hábitos alimenticios**, no lo llames seguir un régimen porque esa palabra te hará creer que te enfrentas a una obligación, no es una obligación, es una decisión de tener una alimentación más sana porque sabes que el premio es mejorar tu salud y sentirte a gusto con tu cuerpo. Minimiza el consumo de dulces, fritos y come más frutas, verduras o pescado. No veas estos hábitos como una obligación, sino como un reto para conseguir el cuerpo que te gustaría tener.

- **Haz una lista con los asuntos importantes** que estás posponiendo y escribe un plan para llevar a cabo cada uno de ellos.

- **Acaba lo que comiences**, no te rindas ante las dificultades que encuentres.

- **Haz que tu estado de ánimo dependa de ti y no de los elementos externos.** Si eres de aquellos que está contento cuando hace buen tiempo y triste cuando hace mal tiempo, entrena tu carácter para estar contento independientemente del tiempo atmosférico, si hace mal tiempo sonríe.

¿Qué relación hay entre el entrenar tu fuerza de voluntad y el cuidado de tu salud? El entrenar tu fuerza de voluntad te permitirá realizar todos los esfuerzos necesarios para el cuidado de tu salud: tener disciplina para mejorar tu alimentación, ser capaz de reeducar tu gusto para consumir menos azúcar y menos sal, poder realizar un ejercicio frecuente, etc.

> *Hay una fuerza motriz más poderosa que el vapor, la electricidad y la energía atómica: la voluntad. Albert Einstein.*

6.6. Ten una actitud positiva

Aunque la vida parezca caérseles encima, hay personas que siempre son optimistas. Y otros que, a pesar de tenerlo todo, no pueden dejar de mirar la realidad desde la más amarga de las perspectivas. Nuestro propio estilo de explicar las diferentes situaciones que nos ocurren en la vida, tanto adversas como favorables, refleja nuestra actitud positiva o negativa ante la vida.

El tener una actitud positiva es bueno para nosotros: puede aportarnos algunos beneficios sobre nuestra longevidad, nuestra salud, nuestra realización en el trabajo, la consecución de nuestros objetivos y nuestra satisfacción general en la vida. El optimismo que debe adoptar una persona no debe ser un optimismo absoluto que le aleje demasiado de la realidad, sino un optimismo flexible que le permita incorporar aspectos de pensamiento crítico cuando sea necesario.

La disposición optimista suele también asociarse con otros atributos del carácter positivos. Así, el optimista es **perseverante** frente a los contratiempos habituales, e incluso cuando los fracasos son grandes, siempre insiste. Las personas optimistas suelen ser **extravertidas** y tienden a ser afables y a comunicar sus sentimientos a los demás. Las personas optimistas suelen también ser más **agradecidas** con lo que se les da y tienen mayor capacidad de perdonar las ofensas.

El tener una actitud positiva se puede aprender mediante diferentes técnicas:

- Cultivando creencias positivas que ayuden a aumentar nuestro nivel de optimismo

- Identificar alguna creencia negativa que tengamos y cambiarla

- Consiguiendo una mayor satisfacción con el pasado (aprende a perdonar, aprende a ser agradecido, etc.)

- Consiguiendo una mayor satisfacción con el presente. Vive el presente.

- Consiguiendo una mayor satisfacción con el futuro. Ten objetivos que te ilusionen para realizar en el futuro. No tengas miedo por lo que vaya a pasar.

¿Qué relación tiene el tener una actitud positiva con el cuidado de tu salud? Se ha demostrado que el desarrollo de sentimientos y emociones positivas ejerce un papel preventivo respecto a la enfermedad y alarga la vida. Por el contrario el tener pensamientos negativos contribuye a empeorar los problemas de ansiedad, depresión o estrés.

> *Soy un optimista. No merece la pena ser cualquier otra cosa.*
>
> *Winston Churchill.*

6.7. Ten sentido del humor

El sentido del humor puede ser una gran virtud en una persona. Esta habilidad puede ayudarte a interaccionar fácilmente con otros, mejorar tu salud e incluso disipar las situaciones difíciles. No necesitas ser gracioso para tener sentido del humor, solo debes aprender a ver el lado positivo de las cosas y relativizar los aspectos negativos de las mismas.

El sentido del humor es una actitud que te permite notar el humor en las situaciones positivas y negativas. **El sentido del humor puede reducir el estrés y la ansiedad y también incrementar las capacidades de afrontamiento y la autoestima.**

Algunas cosas que puedes hacer para mejorar tu sentido del humor son:

- **Identifica que es lo que te hace reír y hazlo.** ¿Qué es lo que te hace reír? ¿Qué cosas hacen que sonrías y que te relajes? Si ver películas de comedia te hace reír... ve películas de comedia.

- **Acéptate a ti mismo, con tus virtudes y tus defectos.** Tener una actitud alegre con respecto a ti mismo es una manera de mantener el sentido del humor. Aprende a reírte de ti mismo. Todas las personas necesitan tomarse en serio de vez en cuando, pero aprender a reírte de ti mismo es una manera de aceptarte. Nadie es perfecto y todos cometemos errores. No te tomes muy en serio y mantén el buen humor en la vida. Ríete de las cosas que no puedes controlar, como la edad y la apariencia. Si tienes una nariz grande, búrlate de ti mismo en vez de estar enojado. Si estás envejeciendo, ríete de tus canas. Piensa en los momentos embarazosos de tu vida. Busca una forma de contar esas historias de manera graciosa en vez de avergonzarte o molestarte por ellas.

- **Relativiza las cosas**. Procura observar las cosas desde un punto de vista positivo, que te haga percibir el humor tanto en las cosas positivas como en las negativas.

- **Aprende a reír**. Todos al nacer ya sabemos llorar, necesitamos aprender a reír. La risa es la clave para el sentido del humor. Concéntrate en reír más cada día, incluso ríete de ti mismo. Disfruta de las cosas pequeñas y encuentra el humor en las situaciones rutinarias y en las desdichas de la vida. Sonríe con tanta frecuencia como puedas. Si te es difícil aprender a reír, busca un curso de risoterapia y apúntate.

- **Deja de estar a la defensiva**. Deja pasar las cosas que te ponen inmediatamente a la defensiva. Olvida las críticas, los juicios y la duda. En vez de eso, deja pasar esas cosas molestas a medida que adquieres sentido del humor. No todos desean criticarte o molestarte. En vez de estar a la defensiva, sonríe.

- **Deja de quejarte por todo**. Para toda la gente que siempre está de mal humor, quejándose del tráfico, de sus compañeros de trabajo, del Gobierno, de la lluvia, del sol, de sus parejas... ¡Dejen de quejarse...!. Lo único que les falta a sus vidas es tener sentido del humor y ver siempre el lado gracioso de la situación, reírse siempre de la situación y relajarse, ahí es cuando suceden las mejores cosas de la vida. *No obstante, si hay algo que crees que debe mejorar, no te quejes por ello... cámbialo.*

- **Pierde el miedo a hacer el ridículo**. La mayoría de las personas no quieren hacer algo porque temen a fracasar o a hacer el ridículo. Tener un buen sentido del humor puede ayudarte a superar estas cosas. El sentido del humor puede ayudarte a dejar de temer y a dejar tus inhibiciones a fin de que puedas experimentar la vida (independientemente de que tus intentos sean exitosos o no). Tener sentido del humor te ayuda a darte cuenta de que está bien hacer el ridículo. Aunque hagas el ridículo, solo ríete de ti mismo y luego sonríe, ya que probaste algo nuevo, fuera de tu zona de confort. ¿Qué si tengo vergüenza? ¿Qué es eso?.

- **Trata de hacer reír a los demás**. Haz de la risa una prioridad para ti y para los demás. Si algo te hacer reír o sonreír compártelo con otras personas. Contagia ese sentido del humor.

¿Qué relación tiene el desarrollar el sentido del humor con el cuidado de tu salud? Hay beneficios físicos, cognitivos, emocionales y sociales del humor, los cuales incluyen: la reducción del estrés y del dolor, el incremento del ánimo y de la creatividad, el incremento de la amabilidad y la capacidad para tener relaciones más felices con los demás.

> *"Las personas sólo sufren porque toman en serio lo que los dioses hacen por diversión". - Alan Watts*

6.8. Vive en el presente

La mayoría de nosotros gastamos la mayor parte del tiempo arrastrando dolor del pasado y sintiendo ansiedad por el futuro, sin saber que **si viviéramos en el aquí y ahora la mayor parte de las cosas que nos preocupan y agobian desaparecerían**. La verdad es que **sólo existe el presente**, aquello que sucede mientras tú estás leyendo estas líneas. El pasado ya no existe y el futuro está por venir. Lo único que podemos sentir, vivir y experimentar es lo que sucede en el presente. Los niños no tienen pasado ni futuro, por eso gozan del presente, cosa que rara vez nos ocurre a los adultos.

Aunque vivir en el presente es positivo, esta intensidad de la vida en el presente nos da miedo, el miedo de perdernos en una felicidad demasiado grande o el miedo de hundirnos en una desesperanza demasiado profunda. Este miedo nos ha enseñado diversas técnicas para evitar el presente: para evitar el presente puedo concentrarme sobre el futuro, sobre el pasado o elegir la hiperactividad.

Para conseguir una mayor satisfacción en el presente y por tanto sentirnos cómodos viviendo en el presente puedes hacer muchas cosas:

* Disfruta de las pequeñas cosas de la vida: dar un paseo por el campo, la naturaleza, una buena comida, una conversación con los amigos, etc.

* Regálate pequeños placeres a lo largo del día. Trata de sorprendente, o mejor aún, contagia en tu hogar o lugar de trabajo la costumbre de sorprenderse unos a otros con pequeños regalos de afecto y placer.

* Comparte los placeres con los demás, recuérdalos con fotos mentales o reales y entrena tu percepción de las sensaciones y sentimientos positivos.

* Desarrolla la voluntad y la capacidad de tomar decisiones

* Aprende a ser plenamente consciente de lo que te sucede mediante la meditación, el yoga u otras técnicas similares.

* Cultiva tu interior espiritual e intelectual

* De vez en cuando, dedica un día entero a disfrutar de tus cosas favoritas. Planifícalo con antelación y con todo detalle, y no dejes que el trajín habitual te distraiga de ello.

* Realiza deporte y lleva una dieta saludable

* Sé realista y valiente. Acepta lo que no puedas cambiar y ten el coraje de cambiar lo que sí esté en tu mano

* No compartas la tendencia consumista dominante en la sociedad que sustituye el "ser" por el "tener" (no es más rico el más tiene sino el que menos necesita)

* Cultiva los afectos, la amistad y el amor

* Realiza un trabajo que te guste y sirva para realizarte

* Realiza actividades que tengan relación con el bien común, como por ejemplo: realiza tareas de voluntariado en una ONG, averigua como tu trabajo puede ayudar a mejorar el trabajo de tus compañeros, escribe cartas a los periódicos sobre lo que no te gusta de nuestros políticos, enseña a tus hijos cómo ayudar a los demás. Muchos psicólogos sostienen que el excesivo individualismo de nuestra sociedad actual y el declive del compromiso con el bien común son factores que conducen a vidas carentes de sentido, a la mala salud y a la depresión.

¿Qué relación tiene el vivir en el presente con el cuidado de tu salud? Vivir en el presente es una herramienta poderosa para la reducción de la ansiedad y la depresión, y por consiguiente para desarrollar una vida más serena y feliz.

> *"Si estás deprimido estás viviendo en el pasado, si estás ansioso estás viviendo en el futuro, si estás en paz, estás en el presente" – Lao Tse*

6.9. Recarga tu energía

En una ocasión un caballero que iba cabalgando por el bosque se encontró con un leñador que trabajaba duramente intentando talar un árbol sin conseguirlo. Al verle sudar tanto, el caballero le preguntó:

- ¿Qué está usted haciendo?

- ¿No lo ve? – Respondió él sin dejar de golpear el hacha – Estoy cortando este árbol.

- ¡Se le ve exhausto! ¿Cuánto tiempo hace que trabaja en ese árbol?

- Más de cinco horas y estoy molido

El caballero al ver lo poco que había avanzado en todo ese tiempo le sugirió lo siguiente

- ¿Por qué no hace una pausa durante unos minutos y afila el hacha?

- No tengo tiempo para afilar el hacha – le respondió el leñador – Estoy demasiado ocupado talando este árbol.

Este leñador no se da cuenta de que si se tomara un descanso de unos minutos y afilara su hacha cortaría el árbol mucho más rápido y acabaría su trabajo antes y sin cansarse tanto. De la misma forma, **si no cuidamos de nosotros mismos ni tenemos en cuenta nuestra necesidad de renovación, llegará un momento en que no tengamos la suficiente energía para dirigir nuestra vida,** de la misma forma que al hacha sin afilar le costaba ya seguir cortando árboles.

Es importante que te des de vez en cuando un respiro (del trabajo, de tus preocupaciones, etc.) para recargar tu energía y poder seguir siendo efectivo. Algunas cosas que puedes hacer para recargar tu energía son:

- **Cuida de tu cuerpo:** come el tipo correcto de alimentos y en la cantidad adecuada, haz ejercicio con regularidad y duerme lo suficiente.

- **No te dejes influenciar por el clima y otros factores externos.** Llueva, truene o haga calor, di siempre al levantarse que éste será un día agradable, muy productivo y que todo te va salir muy bien.

- **Crea un diálogo interior positivo.** Cuando te "descubras" hablándote negativamente, diciéndote tal vez que no vales nada o que nada te sale bien, detén esa cinta, sácala de tu casetera mental, e introduce otra que te bombardee con mensajes positivos. Concéntrate en tus fortalezas y en detectar oportunidades más que problemas, y tu percepción del mundo cambiará.

- **Involúcrate en actividades interesantes y positivas.** Por ejemplo, podrías participar en un grupo vecinal que se dedique embellecer tu barrio, o podrías ser miembro de un equipo deportivo que va a "quemar tensiones" una vez por semana, o dirigir a los "boy-scouts" de tu comunidad, o apuntarte a un taller literario y dar rienda suelta a tus inquietudes artísticas.

- **Asóciate con gente positiva.** Si quiere aprender a ser positivo, júntate con gente que ya lo sea. El ser positivo es contagioso y si hablas con personas que se enfocan en las oportunidades, no en las limitaciones, comenzarás a ser como ellos.

- **Finalmente, se perseverante en mantener alto tu nivel de energía.** El ser positivos y el estar motivados se puede aprender. Nuestro cerebro es como una máquina programable. Si durante muchos años hemos dejado que las circunstancias externas nos manejen, y no nosotros a ellas, quiere decir que tenemos programado el cerebro para reaccionar en la dirección contraria a nuestros intereses. Lo que tenemos que hacer es volvernos perseverantes, comenzar a aplicar estas técnicas de automotivación con disciplina, reprogramar nuestra mente y hacernos cargo de nuestra propia motivación. Seamos conscientes que de vez en cuando la motivación se nos va a escapar de las manos... momentáneamente, pero que con un mínimo esfuerzo podremos volver a capturarla. Cuanto más practiques estas técnicas de automotivación, más fácil te será mantenerte automotivado.

¿Qué relación hay entre recargar tu energía y el cuidado de tu salud? El mantener alto tu nivel de energía te permitirá estar preparado para poder realizar tus objetivos de cuidado de salud y te protegerá de enfermedades como la depresión.

> *"No olvidemos que brindar una sonrisa nos carga de energía*
>
> *positiva". Anónimo*

6.10. Reduce tu nivel de estrés

Sin duda, uno de los peores enemigos de tu salud es el estrés. **¿Qué es el estrés?** "Estrés" significa tensión emocional y tensión física. Nuestro cuerpo dispone de un sistema de alerta que se pone en marcha ante las situaciones de tensión y provoca distintas reacciones físicas: aumenta la frecuencia cardiaca y respiratoria, aumenta el tono muscular, etc. Su finalidad es adaptarnos a estas situaciones y sin este sistema adaptativo no podríamos vivir. El problema aparece cuando quedamos atrapados en un estado de estrés, un estado de alerta permanente que nos agota y que es perjudicial para la salud física y mental.

Cualquier tipo de cambio, incluso si es un cambio positivo, puede causar estrés. Aunque **lo importante es el modo en que cada persona reacciona a estos cambios**. De hecho, algo que causa estrés a una persona puede no afectar a otra.

¿Qué puedo hacer para disminuir mi estrés? Lo primero es aprender a reconocer qué situaciones son las que me provocan estrés y cuáles son las señales que el cuerpo me envía. Por ejemplo: tensión en los hombros y en el cuello, cerrar las manos en forma de puño, tener la mandíbula apretada, etc. Lo siguiente: aprender a manejarlo. Ten en cuenta las siguientes recomendaciones para ello:

- **Haz menos cosas**. Dedica tu tiempo a las cosas importantes y deja de hacer las menos importantes para tener tiempo libre. Si reservas un porcentaje de tu tiempo sin estar ocupado en actividades continuas reducirás tu nivel de estrés.

- **Afronta los problemas**. Lo mejor es evitar el evento que lo causa, pero si esto no es posible hay que **cambiar la forma de reaccionar ante el mismo**. Analiza los problemas con calma, **trata de resolverlos o acepta lo que no puedes cambiar**. Fíjate metas realistas, tanto en tu casa como en el trabajo.

- **No te preocupes, ocúpate**. No debes preocuparte tanto, Trata de ver los cambios como un reto, no como una amenaza. No seas perfeccionista. Confía más en la gente, en la vida. Recupera el sentido del humor.

- **Adopta una actitud serena**. Como dijo Gandhi "Si estás en paz contigo mismo, al menos hay un lugar en paz en el mundo". Los avances que realicemos sobre el control de nuestras emociones nos permitirán dedicar nuestras energías más a cultivar nuestros valores y objetivos que a enfadarnos, preocuparnos o sentir miedo. Desde una actitud serena es más sencillo asumir que nuestra conducta es función de nuestras decisiones, no de nuestras condiciones y por lo tanto estaremos en disposición de poder subordinar los sentimientos a nuestros valores y objetivos.

- **Disfruta cada día**. Reserva un tiempo diario para alguna actividad que te guste (hacer deporte, salir con tus amistades, ir al cine, al teatro, al campo, ver exposiciones, viajar) y hazlo **sin prisas**.

- **Aprende a decir NO**. No siempre tienes por qué cumplir con las expectativas y deseos de los demás. Pon tus límites. Di, NO.

- **Habla con tus amistades, con la familia**. Comparte tus emociones. No te aísles. Es muy útil hablar con personas que han pasado por situaciones parecidas.

- **Cuídate**. Mima tu cuerpo y tu mente.

  - **Haz ejercicio de manera regular**. Es la forma más saludable de aliviar la energía y la tensión acumulada.

  - **Come y bebe con sensatez**. Puede parecer que el alcohol y el abuso en las comidas reducen el estrés pero en realidad lo aumentan.

  - **Duerme lo suficiente**. Al menos 7 horas diarias. Si tienes problemas para dormir acude a tu médico.

- **Haz descansos en el trabajo.** Tómate un respiro de vez en cuando.

- **Evita el exceso de estimulantes** (como café, alcohol, etc.). Deja de fumar (la nicotina es un estimulante y provoca más síntomas de estrés).

- **Aprende y practica técnicas de relajación.** Las técnicas de respiración, el masaje y otras actividades relajantes y, por supuesto, la práctica de ejercicio físico son muy útiles para descargar la tensión.

¿Qué relación hay entre reducir tu nivel de estrés y el cuidado de tu salud? El tener un nivel de estrés alto durante un período prolongado de tiempo puede aumentar el riesgo de sufrir diferentes enfermedades: enfermedades coronarias, diabetes de tipo 2, úlceras, migrañas, trastornos inmunológicos, etc.

> *"Anda con calma, que estamos apurados."*
>
> *Proverbio de la Antigua Roma.*

6.11. Cambia tu mente si lo necesitas

El escorpión quería cruzar un río,
de manera que pidió a la rana que lo transportara.
- No, dijo la rana. Si te dejo subir sobre mi espalda puedes picarme,
y la picadura del escorpión es mortal.
-¿Dónde está la lógica de eso? – Preguntó el escorpión
– Si yo te picara, morirías y yo me ahogaría.
Este argumento convenció a la rana y permitió que el escorpión se
subiera sobre su espalda. Pero justo en el medio del río, sintió un terrible
dolor y se dio cuenta de que, después de todo, el escorpión la había picado.
- ¿Lógica? – Gritó la rana moribunda mientras se hundía arrastrando
con ella al escorpión - ¡No hay ninguna lógica en esto!
- Lo sé – dijo el escorpión – Pero no puedo evitarlo: es mi naturaleza.

Seguramente el escorpión de esta historia no creía en que las personas (o los escorpiones) pueden cambiar.

Frecuentemente hablo con personas que piensan que no se puede cambiar el carácter de una persona adulta - es así y nunca cambiará - suelen repetir. Una de las ideas que más me gustan es la de que **nosotros somos capaces de moldear nuestro carácter a nuestra voluntad**, esta tarea empezaría primero por un conocimiento de nosotros mismos, seguiría por un análisis de nuestras creencias, valores y actitudes, a continuación decidiríamos que pensamientos tendríamos que potenciar y que otros deberíamos modificar, y por último tendríamos que realizar las acciones necesarias para afrontar este plan.

Eckhart Tolle en su libro *"El poder del ahora"* nos reta a dejar de identificarnos con nuestra mente, nos dice que nuestra mente es una herramienta que debemos utilizar pero que no debemos dejar esclavizarnos por ella e identificar nuestra mente con **nuestro Ser que es algo más importante**. Para luchar contra la identificación con nuestra mente Eckhart Tolle nos propone que imaginemos que nuestro Ser o nuestro espíritu es capaz de separarse de nuestro cuerpo y es capaz de observar lo que hace nuestra mente. Esto es lo que llama "observar al pensador", que es otra manera de decir: ser capaz de observar lo que pasa por tu cabeza, ser capaz de observar tus patrones de pensamiento, tus ideas, tus prejuicios,... y desde esta visión ser capaz de identificar aquellos pensamientos que son efectivos y aquellos que no lo son para desde ese conocimiento intentar cambiarlos.

¿Qué relación hay entre que ser capaz de modificar tu mente y el cuidado de tu salud? El cuidado de tu salud exigirá que elimines malos hábitos y adquieras buenos hábitos que debes mantener en el tiempo (mejorar tu alimentación y practicar ejercicio físico). Esta modificación de hábitos deberá ir acompañado de cambios en tu mente que deberás realizar. Pero primero tienes que convencerte que eres capaz de realizar los cambios en tu mente que sean necesarios.

> *"Si quieres cambiar al mundo, cámbiate a ti mismo"*
>
> *— Mahatma Gandhi*

6.12. Sé una buena persona

En un oasis escondido entre los más lejanos países del desierto se encontraba el viejo Eliahu de rodillas, al lado de unas palmeras datileras. Su vecino Hakim, el acaudalado mercader, se detuvo en el oasis para que sus camellos abrevaran y vio a Eliahu sudando mientras parecía escarbar en la arena.

- La paz sea contigo anciano
¿qué haces aquí con este calor y esta pala en las manos?
- Estoy sembrando – contestó el viejo.
- ¿Qué siembras aquí, Eliahu?
- Dátiles – respondió Eliahu señalando las palmeras a su alrededor.
-

¡Dátiles! – El calor te ha dañado el cerebro anciano, las datileras tardan más de cincuenta años en crecer lo suficiente para dar frutos. ¡Ójala vivieras más de cien años!, pero tú sabes que difícilmente podrás recoger los frutos de tu trabajo. Deja eso y ven conmigo a la tienda a beber una copa de licor.

- Mira Hakim – contestó el viejo -Yo he comido los dátiles que sembró otro, otro que tampoco soñó con comer lo que estaba cultivando. Yo siembro hoy para que otros puedan comer mañana los dátiles que estoy plantando...Y aunque sólo fuera en honor de aquel desconocido, vale la pena terminar mi tarea.

- Me has dado una gran lección, Eliahu. Déjame que te pague con una bolsa de monedas esta enseñanza que hoy me has dado – y diciendo esto, Hakim puso en la mano del viejo una bolsa de cuero.

- Te agradezco tus monedas, amigo. Ya ves, a veces pasa esto. Tú me pronosticabas que no llegaría a cosechar lo que sembrara. Parecía cierto, y sin embargo, fíjate, todavía no he acabado de sembrar y ya he cosechado una bolsa de monedas y la gratitud de un amigo.

He dejado esta recomendación para el final, porque creo que si no nos orientamos a ser buenas personas probablemente no nos sirva de mucho practicar el resto de recomendaciones de este capítulo que van orientadas a un desarrollo integral de la persona. Existen varias herramientas que podemos utilizar en el ejercicio de este hábito: el desarrollo de unos principios y valores correctos, el utilizar nuestro sentido común para analizar las consecuencias de nuestros actos, nuestra conciencia que funciona como una brújula interna y que nos dice lo que está bien y lo que está mal, la capacidad de empatizar con los demás y comprender sus pensamientos, reacciones y lo que desean, etc.

Hay una primera dificultad para la práctica de este hábito y es el hecho de que ser una "buena persona", en esta sociedad tan competitiva, ha llegado a adquirir connotaciones negativas, siendo casi sinónimo de ser una "persona tonta". Pero ser blando y débil no debe confundirse con el concepto de bondad.

Realmente practicar la bondad es un hábito muy difícil ya que la bondad auténtica implica tener el valor de salir en defensa de lo que está bien y ponerse en contra de lo que está mal o es nocivo. A veces el no oponerse a algo que está mal puede ser un crimen tan grande como el mismo crimen, no olvidemos a todas las personas que no se opusieron al triunfo del nazismo en la Alemania de la primera mitad del siglo XX y las consecuencias que esto tuvo.

Muchos grandes pensadores opinan que **lo que hacemos por los demás lo hacemos por nosotros mismos**, y que existe una relación directa entre la práctica del arte de la bondad con los demás y nuestra salud espiritual. Por otra parte, todas las grandes religiones tienen como uno de sus principios básicos la regla de oro que en el caso del cristianismo se enuncia: *"lo que queráis que la gente haga por vosotros, lo haréis vosotros por ellos"*. También coincidirás conmigo en que cuando se pregunta a un grupo de gente que característica preferirían tener de entre un conjunto de cualidades entre las que se encuentra "ser una buena persona", ésta última es elegida por la mayoría de las personas. Podemos encontrar incluso motivos egoístas para llevar a cabo buenas acciones y evitar las malas, algunos de ellos pueden ser: recibir agradecimiento por la acción realizada, obtener colaboración de los demás, evitar conflictos, hacer amigos, evitar un castigo por incumplimiento de la ley, tener la conciencia tranquila, sentirnos bien, etc.

Como hemos comentado, practicar la bondad es una tarea difícil, pero **si trabajamos por hacer que la vida sea mejor para los demás creceremos nosotros mismos como personas.** A veces podemos sentir impotencia por cosas que no podemos cambiar y eso nos puede desanimar en la práctica de este hábito, para combatir este desánimo viene bien el recordar **que la vida de cada persona afecta a miles de semejantes y lo que hacemos en relación con otra persona afecta a su vez a su relación con otros, en un círculo cada vez mayor.** En realidad podemos hacer por los demás más de lo que creemos y de esta manera pondremos nuestro granito de arena para crear un mundo mejor.

La bondad es como una semilla que si la vas esparciendo puede germinar en muchos campos. Cada día se producen muchos encuentros con nuestros semejantes y en cada uno de estos momentos tienes la oportunidad de practicar el hábito de la bondad. El escritor y filósofo Aldous Huxley dijo al final de su vida: *"es un poco embarazoso haberse dedicado al dilema de la humanidad durante toda la vida para darse uno cuenta, al fin, de que no tiene más que ofrecer un consejo: "intenta ser un poco más bueno".*

¿Qué relación hay entre ser una buena persona y el cuidado de tu salud? Necesitas que los demás sean buenas personas para que te apoyen en tus objetivos de cuidado de salud (tu médico, tu pareja, tus conocidos, etc.). Necesitas ser una buena persona para apoyar a otras personas en sus objetivos de cuidado de salud. Una buena acción que podrías realizar sería compartir este libro con tus allegados ¿no crees?

> *La vida está tan bien organizada que nadie puede intentar en serio ayudar a alguien sin ayudarse a sí mismo. - Ralph Waldo Emerson*

7. Pongámonos en marcha: planifica y realiza tus objetivos

En el capítulo tercero de este libro explicamos los objetivos que se definieron en el programa de salud que realizamos. En este capítulo hablaremos de la planificación y realización de estos objetivos.

El programa de salud que realizamos estableció un período de 6 meses (de enero a junio del 2017) para que cumpliéramos con los objetivos marcados de mejora de salud.

Para medir el seguimiento de los avances en el programa, cada participante nos sometimos a una evaluación antes de la Intervención (Evaluación Inicial), a una evaluación durante la Intervención (Evaluación intermedia) y a una evaluación al terminar el estudio (Evaluación Final).

En este capítulo explicaré los pasos que di yo como participante en este programa para lograr (o intentar lograr) estos objetivos. Dividiré la realización de estos objetivos en 3 períodos de 2 meses.

Algunos elementos de apoyo que utilicé para el programa fueron:

- Una báscula. Tomé la costumbre de pesarme todos los días a la misma hora (antes de la cena) para ir controlando la evolución en mi peso. Puedes usar una báscula normal, o una báscula de bioimpedancia que además de mostrarte tu peso, te indicará el porcentaje de grasa de tu cuerpo que es una medida muy interesante.

- Una aplicación móvil para medir la distancia recorrida en los entrenamientos y las calorías consumidas en los mismos. Utilicé la aplicación *runtastic*.

- Un pulsómetro para medir las pulsaciones durante los entrenamientos, en particular en aquellos períodos en los que interesaba aumentar las pulsaciones para acercarnos a las ventajas de un ejercicio anaeróbico.

7.1. Primer y segundo mes

En los primeros dos meses realicé las siguientes actividades

7.1.1. Evaluación inicial de los participantes del programa (enero del 2017)

En esta evaluación inicial me realizaron los siguientes tests para determinar los parámetros de salud que tenía al inicio del programa:

1. ***Perfil bioquímico - sanguíneo (analíticas).*** Se midieron los parámetros objeto del estudio (control azúcar ayunas, hemoglobina, perfil lipídico, etc) asociados al síndorme metabólico (SM). GLUCEMIA BASAL (en ayunas), HEMOGLOBINA A1C (hgb glicada), COLESTEROL TOTAL, COLESTEROL HDL, COLESTEROL LDL, TRIGLICERIDOS, ACIDO URICO. Fecha: Enero de 2017.

2. ***Plicometría*** (medición de pliegues cutáneos, incidir en la zona abdominal) pliegues supra espinal, cresta iliaca y abdominal. Fecha: Enero de 2017.

3. ***Peso, talla, IMC e ICC.*** Medición de perímetros de cintura y cadera. PERIMETRO ABDOMINAL (SE ASOCIA A RIESGO CARDIOVASCULAR). Fecha: Enero de 2017.

4. ***Estimación del Riesgo Cardiovascular (RCV) a 10 AÑOS*** TABLAS DE SCORE PARA POBLACIONES DE BAJO RIESGO CARDIOVASCULAR (ESPAÑA) MIDE EL RIESGO DE MORIR POR IAM EN 10 AÑOS. RIESGO MUY ALTO > 10% ALTO 5-9 %, MODERADO 3-5% BAJO 1-3%

5. ***Test UKK (2KM) Valoración Cardiorespiratoria.*** Se trata de un test desarrollado en Finlandia que nos permite conocer nuestra capacidad y eficiencia aeróbica, dándonos de forma muy aproximada los niveles de VO2 máx. Al ser un test que se realiza caminado es adecuado para la gente que se está iniciando.

A lo largo del programa se hizo un seguimiento de la evolución de estos parámetros.

7.1.2. Realización de ejercicio frecuente (primer período)

En los dos primeros meses del programa realicé las siguientes actividades relacionadas con la práctica de ejercicio frecuente:

- Aprendizaje del deporte de referencia: Marcha Nórdica. Dos meses fueron suficientes para aprender lo necesario del deporte para el objetivo perseguido en el programa.
- Realización de ejercicio 2 o 3 veces por semana. Realicé ejercicio el día de las clases (los viernes) y uno o dos días adicionales distribuidos en cada semana de acuerdo a las pautas establecidas en el programa.

7.1.3. Modificaciones en la dieta (primer período)

En los dos primeros meses del programa realicé las siguientes modificaciones en la dieta:

- Aumentar el consumo de frutas y verduras hasta 5 raciones diarias. Incrementé el consumo de vegetales en forma de ensaladas diarias (tomate, pepino, apio, zanahoria, semillas, etc.) y el consumo de fruta. El consumo de fruta empecé a realizarlo de frutas enteras que es más saludable que tomar zumos por incluir más fibra y otros elementos beneficiosos.
- Aumentar el consumo de fuentes de grasa saludable (aceite de oliva virgen extra, frutos secos como nueces o pipas de calabaza, pescado azul, etc.), para reemplazar las grasas saturadas y trans que dejaba de tomar. Aumenté el consumo de pescado enlatado (sardina, caballa, etc.) para ensaladas.
- Mantuve el consumo de legumbres (garbanzos, lentejas, guisantes, etc.) en la misma proporción de antes ya que era suficiente.
- Reducir significativamente el consumo de pan

- Reducir drásticamente el consumo de fritos.

- Reducir el consumo de azúcar de mesa a ½. Por ejemplo en un café echar media cucharadita de azúcar en vez de una.

- Reducir drásticamente el consumo de alimentos industriales (bollería, platos preparados, embutidos, snacks, etc.). Los alimentos industriales que sí que seguí tomando por considerar que sus ingredientes eran saludables son: gazpacho preparado, conservas de pescado en aceite de oliva, pescado congelado, conservas de vegetales, tomate triturado (en vez de tomate frito) o yogur natural sin azúcar.

- Dejé de tomar productos light ya que son productos más procesados que los productos normales.

En general todas las modificaciones nutricionales iban encaminadas a:

- Aumentar el consumo de alimentos saludables (vegetales y frutas, legumbres, frutos secos, aceite de oliva virgen extra, etc.).

- Reducir el consumo de alimentos no saludables, en particular los alimentos ultraprocesados (bollería, embutidos, snacks, etc.). Con esto conseguí disminuir el consumo de grasas no saludables (saturadas y trans), de hidratos de carbono no saludables (azúcar y harinas refinadas), de proteínas no saludables (preparados cárnicos) y sal.

Debido a estas modificaciones bajé el consumo global de calorías adecuando el consumo al gasto calórico, o incluso realizando una dieta ligeramente hipocalórica para provocar la pérdida de peso a largo plazo. Adquirí la costumbre de pesarme todos los días antes de cenar para ver la evolución en mi peso.

Para poder realizar estas modificaciones nutricionales fue necesario realizar de forma progresiva un **proceso de reeducación del gusto** para acostumbrarme a consumir los alimentos con menos grasas, menos sal y menos azúcares.

7.2. Tercer y cuarto mes

En los dos siguientes meses realicé las siguientes actividades

7.2.1. Evaluación intermedia de los participantes del programa (abril del 2017)

En esta evaluación intermedia me realizaron unos tests similares a los de la evaluación inicial obteniendo las siguientes mejorías en tres meses con respecto a la evaluación inicial:

- Pérdida de entre un 3 y un 4% de peso (mejora por tanto del IMC)
- Reducción de perímetro de cintura superior al 4% (mejora por tanto del ICC) y reducción significativa de pliegues (michelines).
- Mejora de condición física según test UKK: pasar de 72 puntos (por debajo de la media) a 95 puntos (parte baja de la media).
- Mejora en medidas de colesterol (mejorar la relación entre colesterol LDL y HDL).

7.2.2. Realización de ejercicio frecuente (segundo período)

En los dos meses siguientes del programa realicé las siguientes actividades relacionadas con la práctica de ejercicio frecuente:

- Perfeccionamiento del deporte de referencia: Marcha Nórdica. Corregir defectos en la práctica del ejercicio para optimizar su práctica.
- Establecimiento del hábito de realización de ejercicio 3 veces por semana. Realicé habitualmente ejercicio el día de las clases (los viernes), los domingos y los miércoles.
  - Al inicio del período siguiendo las series marcadas. Al final del periodo sin seguir estrictamente las series marcadas, pero garantizando superar los beneficios pretendidos en el ejercicio en base a aumentar el tiempo del ejercicio y en base a realizar un porcentaje de subidas en pendiente del recorrido para disfrutar de los efectos de la metodología HIIT (superación de la barrera aeróbica un porcentaje del tiempo).

o Los días seleccionados para la práctica del ejercicio me proporcionaban mejoras desde el punto de vista psicológico. La realización de ejercicio los viernes suponía una "limpieza" mental de la semana de trabajo antes de empezar el fin de semana, y la realización de ejercicio los miércoles suponía un "respiro" mental en mitad de la semana de trabajo.

7.2.3. Modificaciones en la dieta (segundo período)

En los dos meses siguientes del programa realicé las siguientes modificaciones adicionales en la dieta con respecto al período anterior:

- Reducir el consumo de carne.
- Consolidar el consumo de frutas y verduras en 5 - 6 raciones diarias.
- Reducir el consumo de azúcar de mesa a 1/3. Por ejemplo en un café echar 1/3 de cucharadita de azúcar.

7.3. Quinto y sexto mes

En los dos últimos meses del programa realicé las siguientes actividades

7.3.1. Realización de ejercicio frecuente (tercer período)

En los dos meses últimos del programa realicé las siguientes actividades relacionadas con la práctica de ejercicio frecuente:

- Consolidación del hábito de realización de ejercicio 3 veces por semana. Realicé habitualmente ejercicio el día de las clases (los viernes), los domingos y los miércoles. Llegué al hábito de ejercicio que quería mantener en lo sucesivo:
  o Realizar viernes y domingo marcha nórdica.
  o Realizar natación los miércoles (en vez de marcha nórdica) para combinar dos deportes saludables. Procurando realizar la natación también con una dinámica de series para aprovechar los beneficios de la metodología HIIT.
  o Realizar algún ejercicio de suelo (abdominales, lumbares, etc.) dentro del bloque de calentamiento antes de realizar el ejercicio.
  o Realizar estiramientos al finalizar los ejercicios.
  o Aprovechar oportunidades a lo largo del día para realizar algún ejercicio adicional (utilizar escaleras en vez de ascensor, dar un pequeño paseo después de comer, etc.)

7.3.2. Modificaciones en la dieta (tercer período)

En los dos meses últimos del programa realicé las siguientes modificaciones adicionales en la dieta con respecto al período anterior:

- Eliminar prácticamente el consumo de azúcar de mesa o añadido artificialmente. Por ejemplo, tomar café o yogur sin azúcar.

- Introducir la toma de salvado de avena y trigo, toma de semillas de chía o de lino, consumo de brócoli.

- Me queda pendiente realizar la introducción de algún elemento adicional en la dieta: pasta integral para reemplazar a la pasta refinada, arroz integral para reemplazar al arroz refinado, etc.

7.4. Objetivos Conseguidos

En la evaluación final del programa a finales de junio del 2017 me realizaron unos tests similares a los de la evaluación inicial obteniendo las siguientes mejorías en seis meses con respecto a la evaluación inicial:

Objetivos iniciales del programa	Resultados obtenidos al final del programa
a) Conseguir valores de glucosa en sangre saludables	*Los valores iniciales eran buenos, por lo tanto no hay mejoras significativas. No obstante, se consigue una ligera reducción de la glucosa en sangre.* *Los valores de glucemia basal se sitúan dentro de los valores saludables de: 72 a 110 mg/dl en ayunas*
b) Tener un perfil lipídico saludable	*Los valores iniciales eran buenos, por tanto no hay mejoras significativas. No obstante, se consigue un aumento del colesterol HDL y un descenso del colesterol LDL lo que mejora el perfil lipídico.* *El valor de colesterol total se sitúa en un rango saludable de menos de 200 mg/dL.* *El valor de colesterol HDL (colesterol bueno) se sitúa en un rango saludable de alrededor de 60 mg/dL.* *El valor de colesterol LDL (colesterol malo) se sitúa en un rango saludable de menos de 100 mg/dL.* *El valor de los triglicéridos se sitúa en un rango saludable de menos de 100 mg/dL.*

Objetivos iniciales del programa	Resultados obtenidos al final del programa
	Riesgo aterogénico bajo. La proporción de colesterol bueno (HDL) con relación al malo (LDL) es alto, lo que ayuda a neutralizar los efectos adversos de las lipoproteínas de baja densidad y te protege de las enfermedades coronarias.
c) Mejoras en la tensión arterial	*Los valores iniciales eran buenos así que no hay mejoras significativas. Valores normales de presión arterial dentro del rango de 90/60 y 130/80 mmHg.*
d) Mejoras en el peso, en el IMC, ICC y perímetro de cintura	*Pérdida de un 9% de peso. Se pierde sólo grasa y se gana algo de músculo por el ejercicio realizado.* *Mejora en el IMC de 27,94 a 26,4.* *Mejora en el ICC de 0,93 a 0,91.* *Reducción de 5 cms en el perímetro de cintura y pérdida de volumen.* *Mejoras muy significativas en pliegues (michelines) de cresta Iliaca (se pasa de 26 a 17), supraespinal (se pasa de 30 a 19) y abdominal (se pasa de 32 a 20,5).*
e) Mejoras en el % de grasa total y abdominal	*El informe de composición corporal se realiza con el método de la Impedancia Bioeléctrica o BIA de Tanita.* *Se produce una mejora apreciable en el % de grasa total al bajar de un 25,8 % a un 20,4 % lo cual es un porcentaje saludable para hombres adultos.* *El nivel de grasa visceral también se mejora y se sitúa en un nivel saludable.*
f) Mejoras en la predicción del riesgo cardiovascular a 10 años	*Determinación de riesgo de enfermedad cardiovascular a 10 años:*

Objetivos iniciales del programa	Resultados obtenidos al final del programa
	Teniendo en cuenta la edad, la tensión arterial sistólica, la cifra de colesterol y que no soy fumador se obtiene un nivel de riesgo: Bajo.
g) Mejoras a nivel de dosis farmacológicas	*No aplicable al no tomar dosis farmacológicas.*
h) Mejoras en la condición física	*En el test UKK (2 Km) se produce una mejora de 72 a 103 puntos que es un nivel medio aceptable.*
i) Nivel mental-emocional	*Mejoras mentales-emocionales conseguidas:* *- Mayor serenidad* *- Sentirme agusto con las modificaciones corporales conseguidas* *- Tener más energía*

Aparte de las mejoras perseguidas en el programa obtuve alguna mejora adicional:

- Debido a que el deporte seleccionado (Marcha Nórdica) si se ejecuta correctamente estira toda la espalda, dejé de tener los dolores habituales causados por malas posturas en el trabajo (en particular dolores lumbares que es una de las principales causas de bajas laborales).

- Tras realizar este ejercicio periódicamente he comprobado que camino mejor que antes. Ahora estiro más la espalda, ando más recto, con paso más firme y acompasando el movimiento de piernas y brazos.

El trabajo más importante ya está hecho. No obstante, me marco como objetivo para una fase posterior el perder 2 Kgs adicionales de grasa y seguir mejorando la condición física según la puntuación del test UKK (2 Km).

8. Llamamiento a la sociedad

Creo firmemente que un individuo con la ayuda de su deseo, su fuerza de voluntad y una formación suficiente puede realizar las acciones necesarias para la mejora de su salud. Lo he comprobado yo mismo.

No obstante, tal como indica la Organización Mundial de la Salud, la responsabilidad individual solo puede tener pleno efecto si las personas tienen acceso a un modo de vida sano. Por consiguiente, la sociedad debe facilitar al individuo el poder realizar una actividad física periódica y unas opciones alimentarias saludables. Desde este libro hago los siguientes llamamientos a la sociedad:

Los políticos y las administraciones públicas deberían:
- Promover entre la población la práctica frecuente de la actividad física y publicitar las recomendaciones sobre esta práctica para el cuidado de la salud de la población.

- Promover entre la población la formación en temas de nutrición y publicitar recomendaciones sobre nutrición para el cuidado de la salud de la población.

- Obligar a los fabricantes de alimentos (y los distribuidores de los mismos) a que adopten medidas suficientes para mejorar la calidad nutricional de los alimentos que venden a la población. Un ejemplo de una política de ese tipo sería, por ejemplo, un impuesto sobre las bebidas azucaradas.

El sector educativo debería garantizar que los niños tengan a su alcance:
- Una práctica frecuente de ejercicio y una alimentación sana en los colegios.

- La formación en temas de salud mediante su inclusión en el currículo escolar.

La industria alimentaria puede desempeñar un papel importante en la promoción de dietas sanas del siguiente modo:

- Reduciendo el contenido de grasa, azúcar y sal de los alimentos procesados, sobre todo en los alimentos destinados a los niños y los adolescentes.

- Asegurando que las opciones saludables y nutritivas estén disponibles y sean asequibles para todos los consumidores.

- Promoviendo el consumo de alimentos saludables entre los consumidores.

El sector de la hostelería debería garantizar la oferta de alimentación saludable a sus clientes (pan integral, vegetales, frutas, legumbres, etc.). Incluso pueden ofrecer menús saludables para llevar para las personas que no tengan tiempo para sentarse en un restaurante.

Los medios de comunicación deberían comportarse de manera más responsable de cara a difundir entre la población noticias relacionadas con la salud. Por favor olvidaos de las dietas milagro, los ejercicios milagro o cualquier otra cosa terminada en milagro. Formad a la población con seriedad en temas de salud a la vez que la informáis.

Por último, en relación a los **profesionales sanitarios** pocas críticas tenemos frente a ellos, más bien tenemos alabanzas. No es para menos, los médicos y enfermeros diariamente trabajan por mejorar o salvar nuestras vidas, y muchas veces en condiciones difíciles por la falta de recursos. Y aun así mantienen la calidad de la sanidad española en un buen nivel en relación a los recursos empleados en ella. No obstante, como todo es susceptible de mejora nos atrevemos a dar algunas ideas.

- Que piensen como promover la sanidad preventiva frente a la curativa.

- Que piensen como recetar más ejercicio y nutrición saludable y menos pastillas.

- Que conciencien a los ciudadanos para que asuman la responsabilidad del cuidado de su propia salud.

9. Ahora te toca a ti cuidar de tu salud

Creo firmemente en ti. **Creo que con la ayuda de tu deseo, tu fuerza de voluntad y una formación suficiente puedes realizar las acciones necesarias para la mejora de tu salud.**

El primer paso para conseguirlo es que aceptes que **la responsabilidad del cuidado de tu salud es sólo tuya.** Esta responsabilidad no es de tu médico, o de tu pareja, o de tu familia o cualquier otra persona en la que estés pensando.

A lo largo de este libro he compartido contigo los pasos que he realizado hasta adquirir y mantener una serie de hábitos para la mejora de mi salud.

Espero que mi experiencia te pueda servir de referencia para establecer y cumplir tus propios objetivos para el cuidado de tu salud.

Para conseguir un cuidado de salud integral deberás trabajar en tres aspectos complementarios:

- **Adquirir el hábito de realizar un ejercicio saludable** (marcha nórdica, natación, etc.) al menos dos o tres veces por semana.
- **Realizar mejoras en tu dieta** con el fin de aumentar el consumo de alimentos saludables (vegetales, frutas, legumbres, frutos secos, pescados azules, cereales integrales, aceite de oliva virgen, etc.) y de reducir de forma importante el consumo de alimentos poco saludables (bollería industrial, productos cárnicos procesados, snacks, comida rápida, bebidas gaseosas azucaradas, alcohol, etc.).
- **Realizar cambios saludables en tu mente** para acompañar a los otros cambios físicos necesarios para el cuidado de tu salud, y para realizar acciones preventivas frente a enfermedades como la depresión, el estrés o la ansiedad.

Una vez que aceptes la responsabilidad del cuidado de tu salud, el siguiente paso es que, con la ayuda de tu médico de cabecera, **definas los objetivos de mejora de salud que necesites, el plazo para ello y las acciones que vas a realizar para conseguirlo**. Después de esto ya sólo queda... *realizar esas acciones*.

Y una vez conseguido ese estado de salud que querías... ya sólo queda hacer algo tan fácil como... *mantenerlo*.

Te paso el testigo... el llegar a la meta ya sólo es cosa tuya.

Anexo I. Preguntas frecuentes

En esta sección recopilo una serie de preguntas frecuentes que se te pueden ocurrir y una posible respuesta a las mismas:

Quiero empezar a cuidar mi salud ¿Por dónde empiezo?

Esta pregunta es fácil. Pide cita a tu médico de cabecera, que te haga un chequeo completo, y en base a los resultados obtenidos que te indique cuales serían las prioridades para ti para el cuidado de tu salud. En este libro se explica que la combinación de un ejercicio frecuente y una dieta saludable pueden mejorar la mayoría de tus parámetros de salud, en particular aquellos que pueden influir en la prevención de enfermedades cardiovasculares o diabetes tipo 2. Tu médico te puede indicar en tu caso específico que tipo de dieta deberías seguir y que tipo de ejercicio deberías practicar para mejorar aquellos parámetros de salud más prioritarios en tu caso (bajar el colesterol, reducir el peso, disminuir el azúcar en sangre, etc.). Si tu caso específico requiere de fármacos también te los prescribirá.

¿Cuál momento es bueno para empezar a cuidar de mi salud?

Cualquier momento lo es. Pero si queremos hacer las cosas seriamente hay que actuar de forma ordenada. Yo personalmente te recomiendo que empieces a hacerlo después de las vacaciones de verano. Dedica las vacaciones a descansar (afilar el hacha). En septiembre hazte un chequeo completo con tu médico, decidid los objetivos de salud a mejorar y la planificación para conseguirlos, apúntate a actividades deportivas, empieza a mejorar tu dieta, etc. No obstante, en verano al tener más tiempo libre ya puedes hacer algo para ir mejorando tu dieta o ir haciendo algún ejercicio como natación. Pero el plan completo será para después de las vacaciones.

No tengo tiempo para dedicar al cuidado de mi salud ¿Qué puedo hacer?

Tienes que reordenar tus prioridades. Si el cuidado de la salud es importante para ti (debería serlo) tienes que dedicarle tiempo y quitar ese tiempo de otras actividades menos importantes. No obstante, el que no tengas tiempo para el cuidado de la salud no es una excusa creíble ya que para ello necesitas menos de 5 horas a la semana para realizar un ejercicio frecuente (repartido en tres sesiones de ejercicio) y no deberías necesitar ningún tiempo adicional para hacer que tu dieta sea más saludable (simplemente reduce el consumo de alimentos menos saludables y aumenta el consumo de alimentos más saludables). Esas 5 horas semanales que necesitas para realizar ejercicio las puedes obtener dejando de hacer cosas menos importantes (ver la televisión, navegar por Internet, etc.). También puedes compartir parte de esas horas de ejercicio con tus familiares o amigos.

Quiero perder peso rápido ¿Qué puedo hacer?

No te recomiendo que pierdas peso rápido por motivos estéticos (olvídate de la dieta del bikini). No te recomiendo que tu único objetivo de salud sea sólo perder peso. En este libro se propone un período de 6 meses para mejorar una serie de parámetros de salud (uno de ellos es la pérdida de peso, por supuesto) en base a la realización de un ejercicio frecuente y a una mejora de tu dieta. Este parece un período razonable para conseguir mejoras significativas y para adquirir unos hábitos saludables que te acompañen toda tu vida. No obstante si tienes problemas serios de obesidad ponte en manos de tu médico y que te indique el camino a seguir.

Ya estoy haciendo ejercicio, mejorando mi dieta y consiguiendo resultados, pero me preocupa que todo el mundo dice que es más difícil mantenerse que llegar

No les hagas caso. Todo depende de ti, no de ellos. Yo creo más bien lo contrario, que es más fácil mantenerse que llegar. Una vez adquiridos unos hábitos de cuidado de tu salud, creo que es más fácil mantenerse que llegar porque para llegar hay que hacer más esfuerzo que para mantenerse. Simplemente tienes que tener en cuenta una cosa, que los cambios físicos deben ir acompañados de cambios mentales. Si sólo te esfuerzas por realizar cambios físicos, pero no cambias a la vez las ideas que te llevaron a esa situación no saludable, probablemente pasado un tiempo volverás a la situación anterior. No tengas miedo, realiza tus objetivos de cuidado de salud, y una vez que los hayas conseguido plantéate como nuevo objetivo el mantener ese estado mejorado al que has llegado. Eso lo conseguirás mediante el mantenimiento de los hábitos saludables que te han llevado a ese nuevo estado. Repite conmigo, es más fácil mantenerse que llegar.

¿Hay alimentos que son saludables y otros que no lo son?

Sí. Hay alimentos que son saludables y otros que no lo son. El realizar una dieta variada no significa que tengas que consumir alimentos no saludables. Si quieres cuidar de tu salud debes aumentar el consumo de alimentos saludables (vegetales, frutas, legumbres, frutos secos, pescados azules, cereales integrales, aceite de oliva extra, etc.) y reducir de forma importante el consumo de alimentos poco saludables (bollería industrial, productos cárnicos procesados, snacks, comida rápida, bebidas gaseosas azucaradas, alcohol, etc.).

Anexo II. Referencias

Referencias sobre marcha nórdica

Beneficios de la marcha nórdica
http://www.webconsultas.com/ejercicio-y-deporte/vida-activa/beneficios-de-la-marcha-nordica-para-la-salud-12136

Enlaces para ampliar información de la marcha nórdica
http://www.fenwa.es/nordic-walking/tecnica247
http://www.nordicwalkingeuskadi.net/nordic-walking/tecnica-alfa-247/
https://es.slideshare.net/pepeinef/marcha-nrdica-nordic-walking

Si buscas un monitor de marcha nórdica
http://www.juantoribio.com/

Videotutoriales para aprender marcha nórdica
http://www.fenwa.es/multimedia/videos
https://www.youtube.com/watch?v=YSg9SPWCrDo
http://www.iniciasport.com/tag/marcha-nordica/

Referencias sobre información nutricional

Enlaces de salud de la Organización Mundial de la Salud
http://www.who.int/topics/es/

Web consultas. Revista de salud y bienestar.
http://www.webconsultas.com/dieta-y-nutricion

Blog de nutrición "El nutricionista de la general"
http://juanrevenga.com/

Blog de nutrición y dietética "Mi dieta cojea"
http://www.midietacojea.com/

Referencias para el cuidado de tu mente

La información del capítulo 6 "*Cuida tu mente*" ha sido extraída del libro "***Dirige tu vida***" (Autor: *Virgilio Postigo Cubo.* ISBN 13 asignado por Amazon: *9781978143050*) que puedes adquirir en *www.amazon.com*.